「うつ」の舞台

内海　健・神庭重信 編

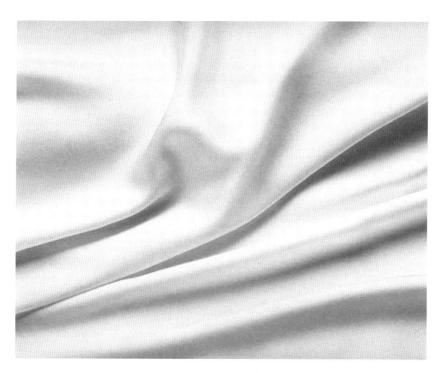

弘文堂

まえがき

「医学の対象は苦痛である」。ある時，土居健郎先生からそういわれて，私は意表を突かれた。「まず苦しみを抱えた人がおり，その人が助けを求めるところから医学は始まる。それゆえ科学よりも社会的な文脈の方が先にあるのだ」と，先生はさらに畳みかけられた。そうした素朴な真実を不意に投げかけられ，蒙をとかれたことは幾度となくある。

だがその時には，何かしら，にわかには首肯しがたいものが残った。私が臨床でかかわる人たちの問題が，「苦痛」ということばでは括りだせるようなものとは到底思われなかったからである。とりわけ，当時，私の診療の多くを占めていた「分裂病」の人たちの困難には到底届きそうにもない。彼らのほとんどは，みずから進んで受診することなく，病気とされることを諾うこともなかった。彼らに「病気」であると告げるのは，ほとんど「気が狂っている」と宣告するに等しかった。少なくとも彼らにはそう受け止められたはずである。

ところが，うつ病の場合は事情が異なっていた。私が医師になった当時，すでに笠原-木村分類（1975）がいきわたり，笠原の小精神療法（1978）が定式化されていた。その中の第1項は「病気であること」の確認から始まる。つまり，「病気」ということばによって事態を括ることが，治療的に機能したのである。そして休息と薬物療法，および医学的な構造の与える支持的なかかわりの中で，多くの事例が回復した。当時，うつ病はまだ少数派であったが，彼らの治療に携わることによって，自分が医師であることを再確認し，ささやかな貢献をなしうることに勇気づけられた。

だが，こうした「うつ病」の臨床モデルはそう長くは続かなかった。診断の平準化，社会状況の変化，長引く経済の停滞などを背景として，かつての十倍もの事例が，「うつ病」というカテゴリーに流れ込むようになった。そして回復に難渋する人たちは，今なお後を絶たない。それゆえ問題は，「うつ」における苦痛が，今どのようなものとなっているのかということである。

「うつ」の変遷

　振り返ってみれば，精神医学でいう「うつ」という現象は，われわれが考えているほど不易なものではない。たとえば，われわれが「うつ病」のプロトタイプと考えているものが成立したのは，今から50年ほど前のことである。わが国では，平沢一の名著『軽症うつ病の臨床と予後』(1966)がその嚆矢だろう。さらにさかのぼれば，「スプリーン」や「ヒポコンドリー」といった先行概念が見出されるが，憂鬱な気分が疾患として取り出されたのは，19世紀の前半，Esquirol JÉD の頃である。双極性障害は，「うつ病」よりもはるかに疾病として輪郭がはっきりしているように思われるのだが，最初に報告されたのが1854年であり，19世紀末，Kraepelin E によってようやく概念化されるにいたった。こうしてみれば，「うつ」が変遷するのもあたりまえのことなのである。

　精神疾患の概念は，異常な事象が覚知され，それを記述し，そして分類することよって成立した。とりあえずはそう考えられるだろう。だが，その記述はニュートラルなものではない。時代や文化の制約を強くこうむるものであり，いわゆる理論負荷的（Hanson NR）であることは免れない。そこには説明が不可避的に含まれる。それゆえ，事象は説明によって構成されるのだが，他方，その説明もまた事象の一部である。そうした再帰的なダイナミズムの中にわれわれは置かれている。

　臨床の現場に置き換えてみるなら，われわれのかかわり方によって，病はその姿を変える。さらにいうなら，「記述」もまた一つのかかわり方であり，理解の仕方である。私はともすれば，記述するという行為の前で立ち止まってしまう。いまだにカルテを書くのは苦手である。このまま一生苦手のままかもしれない。どう描こうと，現場のリアリティを取り逃がすに決まっている。なぜなら，筆をとる時には，その時まで相手にかかわっている自分とはモードがまったく変わっているからである。そして記述しなければならないというプレッシャーが，治療関係に少なからぬ影響を与えることを恐れる。

「うつ」の舞台へ

このように，「うつ」ということを理解するためには，単にその図柄だけでなく，それが浮かび上がってくる「舞台」が，今どのようになっているのかを知っておかなければならない。たとえば，現在流布している DSM に代表される操作的診断学は，単に診断だけでなく，臨床のいとなみ全般に影響を及ぼす。

いくらか誇張的に，使用される場面を想定してみよう。多くの人は，診断基準に記載されたクライテリアを一通りチェックしてすませるだろう。そこで行われるのは，問診と，それに対するイエス・ノーの回答の反復である。いってみればアンケートである。関係はミニマムになり，医師は患者を局外から眺めている。それどころか，時間の大半はディスプレイに向かっている。机の下で，該当する項目を指折り数えているかもしれない。そして患者は医師の横顔だけを見ている。

ただしこれもまた関係性なのである。そして，いったん診断が確定すると，診察の流れに大きな切れ目が入る。そうなると，次は薬の処方をどうするかくらいしか知恵がまわらなくなる。

一番懸念されるのは，患者から触発され，学ぶという，臨床家にとっては生命線ともいうべき回路がみえないことである。そうなると，診断基準も回路の外に置かれる。批判や吟味の対象から外れてしまう。別に誰が求めたわけでないにもかかわらず，DSM は無謬のものとして降臨し，鎮座することになる。これが現在，「うつ」の事例が再生産されている構図である。

ただ，こう批判して慨嘆するばかりでは，状況が好転するべくもない。それに，言われなくとも，多くの臨床家にはわかっていることであり，言われたくもないことだろう。わかってはいても，個々の力ではいかんともしがたいものに取り巻かれ，大きな流れに押し流されている。本書は，こうした「うつ」をめぐる状況に応答すべく，領域横断的な対話の試みとして企画されたものである。

ことの発端は，今から 15 年前，神庭重信氏との出会いにさかのぼる。同じ世代の旗手として，当時すでに日本の精神医学界をリードしていた彼の存在

は，私には眩しいものであり，また大いなる刺激でもあった。その折，氏はすでに退潮傾向にあった精神病理学を見限ることなく，「どうだ，おもしろいだろう」というものを堂々と呈示するのがその使命ではないかとエールを送ってくれた。それは単なる社交辞令ではなく，2011年には，われわれの共同編集で『「うつ」の構造』（弘文堂）を出版するにいたった。今回の『「うつ」の舞台』はその第2弾である。

本書を読むに際して

本書は4部構成，8編の論文からなる。2日間にわたって行われたワークショップでの発表と討論に基づいたものであるが，それぞれ完結した論考である。どのように渉猟されるかは読者に委ねられているが，もし迷われたら，まずは掉尾の第Ⅳ部「文化と精神」から読むことをお勧めする。それによって，進化や人類史から「うつ」を巨視的に眺望する視点が確保され，われわれを迷妄の森から連れ出してくれることだろう。また豊嶋氏の論考で提示された診断学は，包括的でかつ良識的な「うつ」の見取り図を与えてくれるものでもある。第3章の藤山氏の論考の冒頭には，この40年あまりの「うつ」の臨床現場の変遷がわかりやすく描かれており，それと合わせると，コンパクトで良質な気分障害のテクストにもなる。とくに若い臨床家には是非読んでもらいたい。

第Ⅲ部の「生物学の最先端」は，「うつ」の舞台の中核となるべき主題である。さきに，現象は説明の仕方によって姿を変え，説明は現象の中に含みこまれるという再帰的構造を示した。多くの人はここまでは合意されるだろう。意見が分かれるのはその先である。自然科学に立脚すれば，確かに現象は姿を変えるが，その基底にある物質的な実体があり，それは不変である。その実体が見出されれば，説明の多様性は一点に収束する。そのことは私自身も肯定するに吝かではない。それどころか，研究者たる者は，そうした強い信念をもって邁進しなければ，道は拓けまい。

加藤氏はまさにこうしたスピリッツの持ち主であり，氏のハードなリアリズムとでもいうべきものが語り出す研究の最前線は，聞く者につねに感銘を与える。そしてこの難関が突破されることを，われわれ臨床家は待ち望んで

いる。かりに難渋したとしても，その中に病の真理が姿を垣間見せるにちがいない。

森信氏のDNAメチル化に関する研究は，遺伝子研究の最先端である。2003年にヒトゲノム計画が終了したにもかかわらず，それまで意気軒高だった遺伝子研究から音沙汰がなかった。「ゲノム変異→病気」という単線的な病因論は，多数の，そして疾病横断的に見出されたリスク遺伝子の中に姿をくらました。考えてみればあたりまえのことであり，多くの生物学的事象は，単純な因果連鎖に還元されない。遺伝子もまた，不動の起始点にあるものではなく，システム全体の中に再帰的に組み込まれている。それによって，単なる塩基配列が，データにもなれば，プログラムにもなる。森信氏の論考は，精神医学のゲノム研究が確実に次のステージに入ったことを確信させる。

第Ⅱ部「心理的アプローチ」は，精神分析と対人関係療法（IPT）という，ある意味で対照的な精神療法を主題とした2編からなる。精神分析においては，ある特殊な設定のもとでの分析家とのかかわりを通して，パーソナリティの再組織化がはかられ，より豊かな情緒体験が可能となることが目指される。症状の改善はその結果の一部であり，さらにいうなら，副産物にすぎない。それに対して，IPTの場合は，現在の患者の重要な他者との関係に焦点を当て，その理解と対処を通して症状からの解放を目指す。明快な目標志向性をもち，健全なプラグマティズムの精神に満ち溢れている。

両者が対照的であるのは，二人の筆運びにも現れている。藤山氏の場合は，さながら乾いた土に潤いが浸透するかのような味わいがあり，水島氏の場合には，スピーディな涼風が駆け抜けるかのごとく軽やかである。前者がスコレーの余韻を残すひそやかな場所での営みであるのに対し，後者はエヴィデンスに裏付けられたプラクティスの明るさがある。

だが，両者に共通するのは「関係性」という視点であり，そこにこそ「うつ」が抱える困難があるという見立てである。IPTはそれを前面に掲げ，ダイレクトに介入する技法であり，精神分析では，そもそもFreud Sがメランコリーの中にナルシシズムを認めていた。転移という関係性が成り立たないのである。それゆえ「うつ」とは，ある特有の仕方で，関係性の回路から脱落した様態であるということも可能である。

一時代前まで，「うつ」は情動障害 affective disorder と呼ばれていた。そもそも「情動」とは伝播する性質をもち，相手をその身体ないし内臓レベルにおいて，ゆすぶるものである。それが人と人の関係性の基盤をなす。「うつ」の多くの症状は，こうした情動的なものが対人的な回路から滑り落ち，個体の中に鬱滞したものであるように，私には思われる。たとえばなんともさっぱりしない不快な気分や心底けだるい身体，疼くような心気的症状，あるいは制止や焦燥などの中に，私は生気的なもののわだかまりを感じる。

　順序が逆になったが，第Ⅰ部「社会の中のうつ」は，現在の「うつ」の背景にある関係性を論じたものである。とりわけ斎藤氏の論考は，若者心性が「生存の不安」から「承認の不安」へと変遷したことを指摘しつつ，あらたな臨床像と治療論を提案したものとして，舞台の劈頭を飾るにふさわしい。「うつ」が関係性からの脱落であるならば，治療の基点となるのもまた関係性であり，人とのかかわりに他ならない。

　この緒言を書きながら，私は 1994 年に発見されたショーヴェの洞窟壁画のことを思い起こしていた。この壁画は 1 万 5 千年にわたって描きつがれたが，作画にかかわったのは，わずか 30 人ほどであるらしい。まったく光の入らない，生活した跡もない空間の中で，誰に教えられるともなく，習作のプロセスもなく，それは描き継がれた。そう考えると，現生人類にはできそうにもない業である。実際，ネアンデルタール人の手になるのではないかという説がある。

　ネアンデルタール人は，現生人類よりもすぐれた身体能力をもっていたのだが，社会性が発達しなかったがゆえに絶滅したともいわれる。してみると，「うつ」が社会生活を営む現生人類にとって，援助希求のシグナルとして「生存価」をもつという神庭氏の見解にもうなずけよう。傷つき，打ちひしがれた個体に対して，いたわりが応答として差し伸べられたのである。だが，軽微なうつでも不適応となる現況は，この社会性自体が今まさに危機に瀕している兆候なのではないだろうか。そう私は懸念する。

　本書はいわばいくつもの異なる言語によって成り立っている。ただ，その言語ゲームは優劣を競うわけでもなければ，拙速な統合を目指すものでもな

い。異質なままに対話がつむがれ，「うつ」という現象がより立体的になればよいと思う。もし読者の中で統合されるなら，それが治療という言語によるものであることを切に願う。

2018 年 6 月　梅雨前の緑濃き光の中で

内海　健

目 次

まえがき･･内海　健 iii

Ⅰ．社会の中のうつ

第1章　現代の「若者心性」から見た「うつ」の構造

斎藤　環･･････2

はじめに──『うつヌケ』を巡って･･････････････････････････････2

うつ病増加の背景･･4

SSRIの逆説･･6

「病気」か「怠け」か･･･････････････････････････････････････7

なぜ働くのか･･8

自殺統計に見る承認欲求･････････････････････････････････10

「生存の不安」から「承認の不安」へ････････････････････････11

自傷的自己愛･･14

美人投票と集合的承認･･･････････････････････････････････16

自己愛の基盤としての身体･･･････････････････････････････17

「治療」のための提案･････････････････････････････････････19

第2章　楕円幻想

──うつ病のナルシシズム試論──　　　　内海　健･･････24

はじめに･･24

事例･･25

ジントニー･･･26

うらがなし･･･28

葛藤すなわち発病‥‥‥‥‥‥‥‥‥‥‥‥‥‥‥‥‥‥‥‥‥‥‥‥‥‥‥29

相転移‥‥‥‥‥‥‥‥‥‥‥‥‥‥‥‥‥‥‥‥‥‥‥‥‥‥‥‥‥‥‥‥‥‥‥31

現実を支える幻想‥‥‥‥‥‥‥‥‥‥‥‥‥‥‥‥‥‥‥‥‥‥‥‥‥‥‥33

幻想の一体感‥‥‥‥‥‥‥‥‥‥‥‥‥‥‥‥‥‥‥‥‥‥‥‥‥‥‥‥‥34

幻想を支える現実‥‥‥‥‥‥‥‥‥‥‥‥‥‥‥‥‥‥‥‥‥‥‥‥‥‥‥36

幻想の露呈とナルシシズム‥‥‥‥‥‥‥‥‥‥‥‥‥‥‥‥‥‥‥‥‥38

ナルシシズムの傷‥‥‥‥‥‥‥‥‥‥‥‥‥‥‥‥‥‥‥‥‥‥‥‥‥‥40

剥奪のトラウマ──主体のハードコア‥‥‥‥‥‥‥‥‥‥‥‥‥‥‥42

他者の補填‥‥‥‥‥‥‥‥‥‥‥‥‥‥‥‥‥‥‥‥‥‥‥‥‥‥‥‥‥‥44

剰余としての享受‥‥‥‥‥‥‥‥‥‥‥‥‥‥‥‥‥‥‥‥‥‥‥‥‥‥46

ディスチミア親和型について‥‥‥‥‥‥‥‥‥‥‥‥‥‥‥‥‥‥‥‥47

搾取される剰余‥‥‥‥‥‥‥‥‥‥‥‥‥‥‥‥‥‥‥‥‥‥‥‥‥‥‥‥49

おわりに──楕円幻想‥‥‥‥‥‥‥‥‥‥‥‥‥‥‥‥‥‥‥‥‥‥‥‥50

Ⅱ．心理的アプローチ

第3章　精神分析からみた鬱病臨床
　　　──パーソナルな覚書──　　　　　　　　藤山直樹‥‥‥‥56

はじめに‥‥‥‥‥‥‥‥‥‥‥‥‥‥‥‥‥‥‥‥‥‥‥‥‥‥‥‥‥‥‥56

1．鬱病と精神科医としての私──その歴史‥‥‥‥‥‥‥‥‥‥‥‥‥58

　A．内因精神病としての鬱病　58

　B．DSMの襲来　59

　C．「こころの風邪」とSSRI　60

　D．認知行動療法，リワーク　61

　E．双極性への着目　62

　F．予後のよくない病気としての鬱病　63

2．精神分析は鬱病にどうかかわるのか‥‥‥‥‥‥‥‥‥‥‥‥‥‥‥65

　A．精神分析とは何か　65

　B．精神分析は鬱病をどう考えてきたか　69

C．鬱の精神科臨床に精神分析はどうつながるか　71

　　[1] 精神分析的実践の供給

　　[2] 精神分析的理解で鬱病を捉えること

3．症例の呈示··74

　A．症例「写真立て」　74

　B．症例「死ね」　80

おわりに··89

第4章　対人関係療法（IPT）

　　──対人関係によるストレスを解消し，ソーシャル・サポートを育てる，

　　エビデンス・ベイストな治療法──　　　　　　　水島広子·······92

はじめに··92

1．うつに対するIPTの効果についてのエビデンス····················93

　A．大うつ病性障害　93

　B．反復性うつ病　94

　C．双極性障害　94

2．IPTの基本にある考方···95

3．IPTの戦略··96

　A．悲哀　96

　B．対人関係上の役割をめぐる不和　97

　C．役割の変化　97

　D．対人関係の欠如　97

4．IPT治療者の姿勢··98

5．IPTの技法··99

6．IPTに適した患者···101

　A．「対人関係の欠如」以外の3つの問題領域を有する患者　101

　B．産前・産後のうつ病／大うつ病性障害　101

　C．思春期のうつ病／大うつ病性障害　101

　D．二重うつ病（double depression）　101

E．身体疾患に伴ううつ病／大うつ病性障害　　102

　　　F．トラウマ関連のうつ病／大うつ病性障害　　103

　　　G．他の精神科的障害を併存しているうつ病／大うつ病性障害　　103

　　　H．双極性うつ　　104

　7．症例 ･･104

　　　A．対人関係上の役割をめぐる不和　　104

　　　B．役割の変化　　106

　8．IPTの国際的普及およびわが国における現状 ･･････････････････107

　おわりに ･･108

Ⅲ．生物学の最先端

第5章　うつ病・双極性障害は神経生物学で理解できるか
加藤忠史 ･･････114

はじめに ･･･114

なぜ生物学的研究を行うのか ･･････････････････････････････････････115

双極性障害とは ･･･116

うつ病とは ･･･117

精神疾患とは ･･･118

精神科診療の未来 ･･･119

これまでの精神疾患研究 ･･･121

これまでの双極性障害研究 ･･122

双極性障害研究のストラテジー ･･････････････････････････････････････123

精神疾患の原因解明の例——ナルコレプシー ･･････････････････････124

双極性障害のゲノム研究 ･･･126

双極性障害の原因脳部位とは ･･･････････････････････････････････････127

双極性障害におけるミトコンドリア ･･･････････････････････････････128

気分安定神経系仮説 ･･･129

xiii

ブレインバンク⋯⋯⋯⋯⋯⋯⋯⋯⋯⋯⋯⋯⋯⋯⋯⋯⋯⋯⋯⋯⋯⋯⋯130

精神疾患解明のロードマップ⋯⋯⋯⋯⋯⋯⋯⋯⋯⋯⋯⋯⋯⋯⋯⋯⋯131

精神医学の未来⋯⋯⋯⋯⋯⋯⋯⋯⋯⋯⋯⋯⋯⋯⋯⋯⋯⋯⋯⋯⋯⋯131

第6章　DNA メチル化からみたうつ病の病態

森信　繁⋯⋯⋯133

はじめに⋯⋯⋯⋯⋯⋯⋯⋯⋯⋯⋯⋯⋯⋯⋯⋯⋯⋯⋯⋯⋯⋯⋯⋯⋯⋯⋯133

1．エピジェネティクスとは⋯⋯⋯⋯⋯⋯⋯⋯⋯⋯⋯⋯⋯⋯⋯⋯⋯135

2．ストレスとうつ病発症とエピジェネティクス⋯⋯⋯⋯⋯⋯⋯⋯136

3．不遇な養育環境によるうつ病発症脆弱性のエピジェネティック・メ
カニズム⋯⋯⋯⋯⋯⋯⋯⋯⋯⋯⋯⋯⋯⋯⋯⋯⋯⋯⋯⋯⋯⋯⋯⋯⋯137

　　A．DNA メチル化からみたうつ病の病態　138

　　B．DNA メチル化を用いたうつ病診断バイオマーカー　140

　　　[1] BDNF 遺伝子のメチル化研究

　　　[2] SLC6A4 遺伝子のメチル化研究

　　　[3] 遺伝子メチル化率と幼少期ストレスの関係

4．DNA メチル化の世代間伝達⋯⋯⋯⋯⋯⋯⋯⋯⋯⋯⋯⋯⋯⋯⋯142

　　A．妊娠中の栄養環境と子どもの DNA メチル化の変化　143

　　B．母親のうつ状態と子どもの DNA メチル化の変化　144

　　C．受精による DNA メチル化の変動　145

おわりに⋯⋯⋯⋯⋯⋯⋯⋯⋯⋯⋯⋯⋯⋯⋯⋯⋯⋯⋯⋯⋯⋯⋯⋯⋯146

Ⅳ．文化と精神

第7章　「新しい精神の科学」で語る「うつの起源と未来社
会の物語」
豊嶋良一 ⋯⋯⋯154

はじめに⋯⋯⋯⋯⋯⋯⋯⋯⋯⋯⋯⋯⋯⋯⋯⋯⋯⋯⋯⋯⋯⋯⋯⋯⋯154

目次

1．伝統精神医学における診断単位設定の方法論‥‥‥‥‥‥‥‥‥‥‥154

   A．精神医学に求められる方法論・基礎概念群　154

   B．基礎概念・診断単位はどうやって措定されてきたか　155

      [1] すべては「了解の試み」から始まった

      [2] 了解不能な精神症状を生む病的実体

      [3] 病態の3大分類，「病的実体可視」・「未可視」・「実体無し」

      [4] 診立て

      [5] 「理念型」・「類型」

      [6] 「疾患」の実体診断 vs「類型」の理念型照合診断

   C．「了解不能」感の生物学的起源と診断的意義　158

      [1] 「存在一元・認識二面論」とは

      [2] 生命現象と「情報と意味」

      [3] 臨床家が抱く「了解可能／不能」感の生物学的意義

      [4] 生物学的偏倚を「異常」とする判断根拠はどこにあるか

      [5] 伝統精神医学における診断単位設定，3つの着眼点

2．米国 DSM 精神医学の「神話と真実」‥‥‥‥‥‥‥‥‥‥‥‥‥161

   A．「類型」・「理念型」概念の欠落　162

   B．了解概念の誤解と「了解可能／不能」鑑別力の不足　162

   C．病名診断作業と「ケースフォーミュレーション」作業の乖離　164

3．「病態形成因」の分類と診断単位‥‥‥‥‥‥‥‥‥‥‥‥‥‥‥164

   A．病態形成因が属する2つの次元　165

   B．各種病態形成因とそれに起因する代表的な診断単位　165

   C．心因と内因が絡まり合う？　166

4．内因性うつ病の理念型と「照合診断」‥‥‥‥‥‥‥‥‥‥‥‥‥166

   A．臨床家たちは「うつ」現象をどう構造化して眺めているか　166

   B．「内因性うつ病」の理念型定義　167

   C．「内因性うつ病」の「診断」とは　168

   D．使えるのは「内因性うつ病」か，「Major Depressive Disorder」か　169

5．抑うつ現象の進化的起源‥‥‥‥‥‥‥‥‥‥‥‥‥‥‥‥‥‥169

   A．「抑うつ状態」の種類と身体感情，心的感情　169

xv

Ｂ．理論モデルとしての「基底的生気調節回路」　170

　　　Ｃ．「基底的生気調節回路」と「基底（地下）抑うつ」・「循環病性抑うつ」
　　　　　170

　　　Ｄ．霊長類における「群れ社会内反応性気分調節回路」の進化　171

　　　Ｅ．抑うつ状態の「成因の診立て」と「分類診断」　172

　6．人類進化・近代社会と「社会因性抑うつ」‥‥‥‥‥‥‥‥172

　　　Ａ．進化で形成された「根源的願望」　173

　　　Ｂ．近代文明社会における「社会因性抑うつ」　174

むすび――未来の共同体社会を支える「新しい物語」‥‥‥‥‥‥175

第8章　悲哀，うつ，うつ病
　　　　――その進化的意味――　　　　　　　　　　神庭重信‥‥‥180

はじめに‥‥‥‥‥‥‥‥‥‥‥‥‥‥‥‥‥‥‥‥‥‥‥‥‥‥‥180

1．人はなぜうつになるのか――Tinbergen の4つの疑問‥‥‥‥‥‥181

　　　Ａ．悲しみとうつの進化　182

　　　Ｂ．うつのダーウィニアン・モデル　184

2．うつは姿を変えた援助希求である‥‥‥‥‥‥‥‥‥‥‥‥‥‥185

3．現代におけるうつの意味‥‥‥‥‥‥‥‥‥‥‥‥‥‥‥‥‥‥187

おわりに‥‥‥‥‥‥‥‥‥‥‥‥‥‥‥‥‥‥‥‥‥‥‥‥‥‥‥188

「うつ病」の時代を走り抜けて――あとがきにかえて‥‥‥‥‥‥神庭重信　190

索　引‥‥‥‥‥‥‥‥‥‥‥‥‥‥‥‥‥‥‥‥‥‥‥‥‥‥‥‥197

I

社会の中のうつ

第1章

現代の「若者心性」から見た「うつ」の構造

斎藤　環

はじめに──『うつヌケ』を巡って

　うつ病を巡る言説の最近の昏迷ぶりは、「新型うつ」を巡る話題が一段落し，うつ病学会がうつ病ガイドラインを発表したこともあって，曖昧な終息に至ったかに見える。しかし，軽症うつ病を巡っての議論が完全に決着したわけではない。

　ここに一つの象徴的な本がある。漫画家の田中圭一氏による『うつヌケ──うつトンネルを抜けた人たち』[26]である。本書は 2018 年現在 30 万部を越えるベストセラーになっているが，内容は主として著名人の「うつ」体験をインタビューに基づき漫画仕立てにしたものだ。実は本書には，治療や服薬によって解決したというエピソードがほとんど載っていない。むしろ「うつ」を抜け出すための個人的な工夫や手法が多数掲載されている。

　たとえば田中自身の解決策は，自身のコンディションを詳細に記録し，自分の「うつ」が気温の変動と関係があることを見出して，うつ対策に役立て

るというものだ。本書で田中は複数の証言から,「うつ」と自己愛の関係を看破しているが,この点については後述する。最初に本書に触れたのは,ここに紹介されている多くのエピソードに,現代社会における「うつ」認識がリアルに反映されていると考えられるからだ。

　本書で紹介されている「うつエピソード」を読む限り,その多くは十分に大うつ病のエピソードに該当すると考えられるが,いわゆる「あるある」ネタのレベルで具体例が挙げられており,当事者の共感を誘いやすい。たとえば「周囲の風景が灰色に見える」「(うつ期には)派手な色のものを身につけがち」「文字が頭に入らなくなる」などである。うつ状態の絶望感は「うつトンネル」にたとえられ,うつの苦しさは「この苦しみには終わりがない」という確信とセットになっているとされる。こうした指摘は,専門家ではなく当事者の立場からなされており,多くのうつ患者の共感をそそらずにはおかないだろう。

　連日のようにブラック企業での過酷な労働環境の現実が報道され,働くものはその過重な負荷によって,働かざるものは社会からの排除(の予測)によって,いずれも「うつ」の予備群となっている。いまや「うつ」は,真の意味で誰しもが罹患しうる病,というよりは,誰もがおちいる可能性を秘めた「状態」として認識されつつある。この認識に限っていえば,皮肉なことに精神障害にとっては最も理想的な認識である。こうした状況について,北中淳子は次のように述べている[6]。「うつ病論が,日本において精神障害のイメージそのものを変える契機をもたらしたことであろう。遺伝の病,不治の病,脳病として,重苦しい負のイメージで語られてきた精神病が,うつ病を通じて,過労の病,誰でも陥るこころの風邪,脳内の化学物質の(一時的な)不均衡として語られるようになったことの意味は大きい」。つまり,うつ病人口の増加や認知度の高まりが,期せずしてうつ病への偏見を和らげ,これとともに精神障害一般に対する偏見も改善しつつあるというのだ。それは楽観的に過ぎるという異論もあろうが,筆者はこの指摘には一定の根拠があると考える。

　それゆえこの状況には歓迎すべき点もないではないが,もちろんそれは偶然の産物でしかない。少なくとも精神医療によるアンチスティグマ活動の成

果などではなく，単に治しきれないうつ病が急増してしまった結果であるとするなら，せいぜい「怪我の功名」程度であって，誇るべき要素はあまりない。本論ではこうした「すべてが『うつ』になる」とでもいうべき状況をまず概観し，この状況を成立させている複数の要因についての検討と考察を試みたい。

うつ病増加の背景

　他の論考でも触れられるであろうから，ここではごく簡単に事実関係のみ確認するにとどめておく。

　厚生労働省の「患者調査」によれば，1996年には43.3万人であったうつ病の総患者数は1999年には44.1万人，2002年には71.1万人，2005年には92.4万人，2008年には104.1万人と，わずか10年間で2倍以上もの増加を示している[7]。

　これと並行して起こったことは，うつ病の軽症化である。マスコミによって喧伝された，いわゆる「新型うつ病」の増加が，うつ病患者数の急増の大部分を説明するであろう。近年，この名称を巡る議論が精神医療業界内で起きたことは記憶に新しいが，あまり意味のある論議ではなかったので詳細は割愛する。

　こうしたうつ病の急増の背景には，複数の要因が指摘されている。

　まず考慮すべきは，メディアの影響である。哲学者のイアン・ハッキングは，ある疾患の報道が再帰的に当該疾患の患者を増加させるという「ルーピング効果」について指摘している[2]。それを悪用した製薬会社の情報操作，ディジース・モンガリング（疾病喧伝　disease-mongering）については早くから指摘がある。1999年に開始された「うつは心のカゼ」といったキャンペーンも，その一部と見なすことが可能だ。さらにその背景には，1990年代に日本でも急速に広がった「社会の心理学化」（心理学ないし精神医学が人間知の中心となること）の風潮も存在するのだが，ここでは深くは立ち入らない[16]。

　ここで述べたルーピング効果について追加するなら，現代のうつ病論は専門的なものから非専門家による体験談に至るまで，ほぼ決まって「病因論」

とセットで提示されている点にも注目したい。その背景には，現代のうつ病理解が，身体疾患や生活習慣病に近い位置づけのもとでなされていることが考えられる。さきほど紹介した『うつヌケ』の体験談も，ほぼ全員が多様な「原因」を語っている。重要なことはその「原因」なるものが，すべて「発生的了解」が可能なものとみなされていることだ。さらに言えば，いまやストレス→うつという因果関係は自明の前提になりつつあるように思われる。乱暴にまとめるなら，そこには主として量的なストレス（仕事の過負荷），もしくは質的なストレス（自己承認の阻害）のいずれか，もしくはその組み合わせしかない。

筆者は，うつ病の疾病喧伝におけるルーピング効果は，その病因論にまで及びつつあると考えている。90年代までは内因性概念のもとで実質的にブラックボックス化されてきたうつ病が，いまやストレスの最大の宛先になりつつある。つまり「うつ」の受容は，「ストレスが限度を超えるとうつになる」というわかりやすい因果関係とセットで，かつてないほど広がったと考えられる。

とりわけ決定的だったのは，1991年の「電通事件」である[9]。電通に勤務する24歳の男性社員が，長時間労働を続けた末に自殺に至った事件で，その背景には企業によるずさんな労働管理（過重労働，人員補充なし），抑圧的な職場の雰囲気（上司から日常的なパワハラ）などがあったとされた。亡くなった男性の父親が損害賠償請求訴訟を起こし，最高裁で原告側が勝訴，会社側が約1億6,800万円を原告に支払った。この判決は，企業の安全配慮義務に仕事量のしかるべき調整義務が含まれるということを明確に示す画期的なものとなった。

本裁判以降，過労によるストレスはうつ病の原因となり，うつ病は自殺の原因となる，という心因論的な因果関係が"常識"となった。この事件以降は「仕事のストレスでうつ病になる」という発想は急速に浸透していく。

なお，この裁判後も電通の長時間残業を当然と見なすような過酷な労働環境は改善されず，その結果複数の社員が過労死に追いやられ，労働基準法違反容疑で幹部らが書類送検されている。

筆者は，同じ状況が他の疾患にも一定の影響を及ぼしたと考えている。た

とえば統合失調症である。その有病率が奇妙な減少傾向を示していることは，すでにデモグラフィックな指摘がなされている[27]。この現象については，いまだに整合性のある説明はなされていないが，ある精神科医が談話として語った「気分障害へシフトしたのではないか」という仮説が，暴論のようで実は最も真相に近いのではないか，と筆者は密かに考えている。

　病前性格から病理構造まで対極とも言える統合失調症とうつ病が，果たしてそうやすやすと移行するものだろうか。とりわけ「内因性」概念を重視してきた精神科医にとっては，こうした仮説は到底受け容れがたいはずだ。しかし筆者は，後述するような理由で，もはや内因性概念の有効性は失われたと考えている。とりわけ内因性概念が，Kretschmer E の気質概念と同様に，身体性までもがその射程に収められるものであるとするならば，身体性が限りなく希薄化しつつある現代においては，観念的な因果論の元であっさり「うつ」に陥ってしまう人々が急増しても不思議はない。ここでは「うつ」の症状としての非特異性という特質が最大限に活かされている。

SSRI の逆説

　うつ病人口については，奇妙な逆説がもう一つある。SSRI（Selective Se-rotonin Reuptake Inhibitors）が導入された先進諸国において，軒並みうつ病人口が増加したという事実だ。SSRI を「うつ病を治す薬」と考えるなら，その導入によってうつ病人口はむしろ減少するはずである。筆者の推定では，SSRI の薬効が不十分であることが，この増加の最大の要因である。どういうことだろうか。

　SSRI による精神症状の反応率は 50〜58％であり，寛解率は 30〜48％という報告もある[5]。この事実から推定するなら，SSRI の導入は，改善はしたものの病み終われない患者を増加させたことになる。

　事実，精神科クリニックの外来患者の多くを占めるのは，精神症状はほぼ寛解しているものの，服薬を中断できずに通院を続けている患者群である。さらに精神科医のほとんどは，うつ病の治療手段として薬物しか持ち合わせがない。たとえば認知行動療法という手法は知っていても，自らそれを施行する医師はほとんどいない。井原裕[4]のように，薬物療法よりも生活習慣の

見直しを推奨する医師もいるが，まだ圧倒的に少数派である。環境調整などのケースワークも積極的に取り組む医師は多いとは言えない。うつ病治療が抗うつ薬頼みであり続ける限り，うつ病人口の増加は今後も続くであろう。

「病気」か「怠け」か

　いわゆる「新型うつ」をめぐって最も論議が集中したのは，その病態というよりも，いわゆる「病前性格」的な部分であったと考えられる。かつての「メランコリー親和型」や「執着気質」の対極のような傾向，すなわち自己中心性や，規範や秩序をストレスと感ずる傾向，あるいは他責的傾向などが指摘され，「治療対象と見なすべきか否か」という点までが議論されたのである。要するに彼らは「うつ」を詐称するただの「怠け者」とみなされたのだ。

　詐病とする議論は，医療者に根強く遺残するパターナリズムのバックラッシュに過ぎないため検討する価値はあまりない。自称だろうと他称だろうと「うつ」の主訴は援助希求の表出ではあるわけで，患者の要求通り診断書を発行するか薬物を処方するかどうかはともかく，彼らが伸ばしてきた手を医師が率先して振り払うという事態は医療倫理という点からみても問題なしとしない。

　「新型うつ」はマスコミ用語であるため，以下は「軽症うつ」で統一する。若い軽症うつ患者の急増に年長世代の精神科医がとまどったのは，彼らが「古き良き執着気質者」ではなかったため，ばかりではない。彼らがストレスに対してあまりに脆弱であり，軽症であるにもかかわらず，薬や休養では容易に改善しない患者のように思われたからだ。こうした印象のすべてが誤解であると強弁するつもりはない。しかしこれらの「批判」の中に「今どきの若い者は…」にも通ずる慨嘆の残響を聞き取ることは，さほど困難ではない。

　筆者の個人的印象だが，若い軽症うつ患者は，精神療法志向の若手医師が担当すると比較的良く治る。これが一般的傾向であるとすれば，そこには専門知識や治療技術以外の要因が働いていると考えられる。すなわち，若手医師の共感性の高さと，治療関係（信頼関係）の成立しやすさである。

　いかなる技法も，治療関係が不十分のままでは奏功しない。また若い世代の患者ほど，共感性は治療関係の入り口として重要となる。年長世代にとっ

ては「医師」という社会的地位だけでも信頼の根拠たり得るが，若い世代にとってそうした権威は通用しにくい。自分の話を親身に，共感的に傾聴してくれる相手は信頼するし，詐病扱いしたり説教がましいことを言ったりする医師は信頼しない。軽症うつ患者に批判的な医師が彼らの治療に困難を感ずるのは，治療関係構築という入り口でつまずくためではないだろうか。

なぜ働くのか

　閑話休題，こうした「軽症うつ」患者が急増した背景について検討してみたい。年長世代が言うように，それは彼らがひ弱になったから，すなわちストレス耐性が低下したためなのだろうか。この見解は否定も肯定もできない。若者批判は無限音階のような構造を持っていて，その中で若者は永遠に脆弱で社会性の乏しい存在になり続けるのだが，実際に本質的な変化が生じていたためしはないからだ。

　筆者の見るところ，若い世代と年長世代を比較すると，仕事量や拘束時間といった物理的ストレスに対する耐性はそれほど変わっていないように思われる。その中で，これだけは変化が著しいと思われるのは対人ストレスへの耐性である。とりわけ上司に言われた一言で傷ついてうつ状態に，といったケースはあきらかに増加している。

　2016（平成 28）年の厚生労働省による「労働安全衛生調査（実態調査）」によれば[8]，現在の仕事や職業生活に関することで強い不安，悩み，ストレスとなっていると感じる事柄がある労働者の割合は 59.5％であり，ストレスの内容に関しては，「仕事の質・量」が 53.8％と最も多く，次いで「仕事の失敗，責任の発生等」（38.5％），「対人関係（セクハラ・パワハラを含む）」（30.5％）だった。

　対人ストレスの問題は増加傾向にあり，こじれればうつの原因にもなる。とりわけ若い世代においてこの傾向が強く感じられる。以下，その原因について検討する。

　人はなぜ働くのか。まずはこの点が問われなければならない。

　一般に年長世代は「食べていくため」と即答するだろう。あるいは若い世代もそのように回答するかもしれない。実際，内閣府の 2011（平成 23）年度

「若者の考え方についての調査」[14]によれば，仕事の目的を問われて「収入を得るため」と答えたものが63.4％で最も高く，次いで「自分の生活のため」が51.0％，「自分の夢や希望を叶えるため」は15.0％だった。この結果を見て，「やっぱり若者も食うために働いているじゃないか」と考えるのは自然なことだ。

　しかし筆者は，あえて異論を唱えたい。この質問は，13項目の選択肢から2つを選ばせる形で問われている。その項目中に，きわめて重要な項目が抜けているのだ。それは「承認のため」である。もしこの項目が含まれており，その意味が正しく説明されていれば，過半数の若者がそれを選択した可能性があると筆者は考える。

　若い世代の就労動機は，その内実が完全に変質を遂げてしまっている。これは筆者の臨床経験から断言できる。早い話が，就労動機が「食うため」ならば，ひきこもりやニートは食えない状況に追いこめば就労可能なはずである。しかし実際には，そのやり方ではうまくいかない。家族関係が断絶したり，本人が衰弱死に至ってしまったりする場合すらある。

　実際に彼らを動かすのは，そうした不安ではなく「安心」である。家族から受容され安心できる環境，そして家族以外の他者とつながりを回復し，他者から承認されることで安心はさらに盤石なものになる。この段階に至って，ようやく就労が現実的な欲望の対象となるのだ。Maslow A の欲求段階説[12]に従うなら，かつての就労は「食うため」という低次の欲求に基づいており，だからこそ「食えない不安」は動機づけになり得た。しかし現代の就労は「承認欲求」という高次の欲求に基づいており，若い世代にとっての就労は，もはや「義務」ではない。彼らが「就労したい」と望むのは基本的に「承認欲求」のためである。これは素朴に「他者から承認されたい」という欲望であり，さらに「今ある承認を失いたくない」という不安でもある。友人や恋人が欲しい，結婚したい，そうした欲望もすべて広義の承認欲求と考えるなら，それこそが就労動機であるという筆者の主張もさほど荒唐無稽には響くまい。

自殺統計に見る承認欲求

　承認欲求は自覚されにくく，また当事者にも否認されやすい欲求であるため，統計的な可視化が難しい。しかし間接データからの検証可能性はある。たとえば若い世代の自殺のありようも，この点を裏付ける傍証たり得る。

　我が国の自殺者数は，2012年には15年ぶりに3万人を割り27,858人となり，現在も緩やかな減少傾向にある。しかしその一方で，若者の自殺が依然として深刻な状況にあることは意外に知られていない。

　2017年版「自殺対策白書」によれば，ここ数年は20歳代，30歳代の自殺率も低下傾向にあり，20歳代未満では1998年以降おおむね横ばい，特に男性は，20歳代が1998年以前から一貫して上昇していたが，2011年以降は低下を続けており，30歳代は2003年に更に高まった後，そのまま高止まりしていたが，2010年以降は低下していることが指摘されている[10]。

　しかし白書では，これに続けて，若い世代の自殺が国際的に見ても深刻な状況にあり，「15～34歳の若い世代で死因の第1位が自殺となっているのは，先進国では日本のみであり，その死亡率も他の国に比べて高いものとなっている」ことが指摘されている。

　図1-1に示したのは，同白書（平成24年版）に掲載されている，若年失業

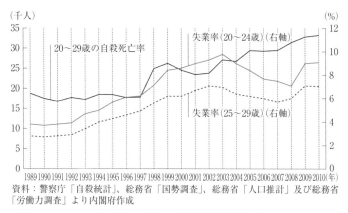

図1-1　20～29歳の自殺死亡率と若年失業率の推移（文献15）より）

率と 20〜29 歳の自殺死亡率の推移である。同白書では自殺死亡率の増加について以下のように記述されている。

「若年失業率と 20〜29 歳の自殺死亡率の推移を比較すると，両者は近い動きを示すことがわかる（図1-1）。こうしたことから，若年層における自殺死亡率の上昇は，経済状況の相対的な改善にもかかわらず，派遣社員，契約社員，パート，アルバイト等の非正規雇用の割合の増加など，若年層の雇用情勢が悪化していることも影響している可能性があるものと思われる。なお，特に 20 歳代以下の若者の『就職失敗』による自殺者数が平成 21 年を境に急増していることにも注意が必要である。」

就活自殺という現象について「たかが就活くらいのことで」，「探せば仕事はいくらでもある」といった批判的見解もありうる。しかしそれは「食べるために働く」という論理から導かれた発想である。若者は「承認のために働く」という仮説がもし正しければ，就活の失敗が自殺に直結するのは当然とは言わないまでも自然なことではある。

第 1 に，もし就職が「承認のため」だとすれば，社会的評価の高い会社（職業）に，回り道をせずに就職することこそが望ましいことになる。望んだ職場に受け容れてもらえず，社会的評価の低い会社に就職することで「食べていくこと」は十分に可能だが，自己愛は大いに傷つくだろう。

第 2 に，現在の就活システムが，その過程において承認欲求を傷つけずにはおかない構造になっている。思春期の大部分を「承認」のために同調圧力を受け容れてきた若者が，就活においてはじめて自己分析や自己アピールを要請され，エントリーシートや面接場面で表出された「自分らしさ」を繰り返し否定される。最終的に就職できたとしても，その過程でやはり自己愛は無傷ではいられない。

つまり「承認のために働く」からこそ，若者の自己愛はさまざまな局面で傷つけられ，最終的には自殺に至ることも起こりうるのだ。

「生存の不安」から「承認の不安」へ

いまや若者の生活全体を承認欲求が覆っている。それは表面的な問題ではない。この「承認依存」とでも言うべき問題は構造的な問題であり，「ひきこ

もり」から「うつ」に至るまで，深いレベルで浸透している。

　筆者はかつて以上のような就労動機の変化を「生存の不安」から「実存の不安」への変化，と表現した[18]。しかし「実存」なる言葉の重さや古めかしさを考えるなら，現在の若者の不安については，「承認の不安」という言葉のほうがよりふさわしいと考えるに至っている。これは単なる言葉遊びではない。

　「実存」は，「本質」や「内因」などとも親和性の高い，重さや深みを伴う言葉である。しかし，「承認」はどこまでも表層的な言葉——「人は見た目が9割」的な——でしかない。実存は自己承認の契機たり得るが，承認は徹底して他者の評価に依存している。そのような差異をふまえるなら，現代の若者の不安は，いまや完全に「承認の不安」モードに移行しつつある。多くの依存症の根底に不安があることを踏まえるなら，こうした「承認の不安」が現代的な「承認依存」をもたらしたとしても不思議はない。

　かくして承認の不安→承認依存というシンプルな構造が抽出された。

　物質依存には依存対象の物質があるが，承認依存は「何」に対する依存となるだろうか。さまざまな表現がありうるが，端的に言えば「他者とのつながり」である。つまり「承認依存」とは「つながり依存」を意味する。

　つながり依存の背景には，通信環境の変化が大きく関わっている。とりわけ1995年以降の商用インターネットの爆発的な普及と，ほぼ同時期の携帯電話（2000年代以降はスマートフォン）の普及は若者のコミュニケーション様式に革命的な影響をもたらした。こうした通信インフラの発展に加えて，2000年代以降はSNSと呼ばれるサービスが普及した。代表的なSNSには「LINE」「Facebook」「Twitter」「mixi」などがある。相互承認の手続きを通じてネット上にゆるやかな内輪のコミュニティを形成し，「いいね！」ボタンに象徴される承認のサインを相互に送り合うのが作法である。承認の量を手軽に可視化，数量化できる利便性ゆえ，SNSは瞬く間に若者の間に普及した。スマホさえあれば，友人や恋人と24時間つながっていることが可能となったのである。本来なら「承認」とはきわめて多様な形式を持つのだが，こうしたコミュニケーション環境のありようが，「承認＝つながり」の一元化をもたらしたと考えられる。

「承認＝つながり」の一元化は，若い世代の対人評価に甚大な影響をもたらした。筆者はそれを「コミュニケーション偏重主義」と呼んでいる。これは，対人評価の基準がほぼ「コミュニケーション・スキル」に集約されてしまうような事態を指している。コミュニカティブであることは無条件に善とみなされ，コミュニケーション・スキルの有無は，就活などをはじめとして，しばしば死活問題に直結する。

　この点についても定量的な根拠を示すことは難しい。しかし，社会文化的ないくつかの事象を検討することで，コミュニケーション偏重という風潮を可視化することは可能だ。

　企業などが採用の場面において「コミュニケーション・スキル」を重視し始めたのも最近の傾向である。社会教育学者の本田由紀は，この傾向をハイパー・メリトクラシーと呼んで批判した[3]。かつて日本におけるメリトクラシー（業績主義）は，学歴社会や偏差値至上主義として批判された。現代におけるハイパー・メリトクラシーとは，学校の成績以上にコミュニケーション・スキル（曖昧に「人間力」などと呼ばれる場合もある）を重視する風潮を指している。現代の日本社会においては，勉強ができる以上に，対人関係を円滑に進める能力が重視される。つまり，個人のコミュニケーション能力は就職活動や職場においても不断に評価の対象となるのである。

　この風潮は，必ずしも企業に限った話ではない。今や全国の中学や高校に浸透している「スクールカースト（教室内身分制）」において，生徒の階層を決定づける最重要要因はコミュニケーション・スキル（「コミュ力」）であるとされる[24]。筆者の臨床経験からも，コミュ力が低いとみなされてカースト下位に転落し，そこから不登校やひきこもりに至ったケースが少なくない。

　「コミュニケーション偏重」の傾向は，若い世代が好んで使うスラングにも反映されている。「コミュ力」（コミュニケーション能力），「KY」（空気が読めない人），「コミュ障」（コミュニケーションに障害がある人），「非モテ」（異性にもてない人），「ぼっち」（一人ぼっち），「ぼっち飯」（一人でする食事），「便所飯」（一人で食事をする姿を見られたくないためトイレの個室で弁当などを食べる行為）などである。これらの言葉は逆説的ながら，若い世代の間でいかに「コミュ力」が重視され，あるいは過大評価されているかの傍証と

言いうるだろう。私見では昨今の「発達障害バブル」も，こうしたコミュ力偏重の副産物にほかならない。

自傷的自己愛

　話をうつ病に戻そう。ここまで述べてきた「承認」の問題と，軽症うつの問題は浅からぬ関わりがある。多かれ少なかれ，若いうつ病患者は「承認の不安」と無縁ではいられないからだ。コミュ力が高い患者も低い患者も，それぞれの不安を抱えている。経済力や身体能力のように定量的裏付けを欠いた「コミュ力」評価はきわめて流動的で，些細な契機で価値切り下げがなされやすい。たとえコミュ力強者であっても，この種の「流動性の不安」とは無縁ではいられない。つまりコミュ力強者は「承認の引き揚げ」に過剰な不安を覚え，コミュ力弱者はもっと端的な「排除への不安」を訴えるのである。

　若手社員の「打たれ弱さ」に見えるものの多くは，この種の「承認の不安」に関連の深いストレスによって発生する。上司からの叱責，同僚とのトラブル，部下との葛藤などの中で，承認の引き揚げによる自己愛の傷付きが生ずると，彼らは傍目にはいかにも容易にうつ状態に陥ってしまう。彼らがしばしば他責的に見えるとすれば，それは自責による自己愛のこれ以上の傷付きを回避するためであって，自己中心的であるためではない。治療関係が深まるにつれて，彼らの他責が自責と裏腹であることに気づくのは，さほど難しいことではない。

　コミュ力弱者は，学生時代から承認の問題に深く傷ついてきたものが多い。彼らもまた承認の引き揚げによって傷つくが，こちらの場合は自己愛の傷付きはより複雑な様相を呈してくる。彼らは自分が他者からの承認を得られにくい存在であることを自覚している。それが必ずしも事実ではない場合であっても，そのように確信している。彼らは現実において「承認の不安」を覚える度に，その確信を深めていく。その確信は最終的に「自分自身からの排除[28]」をもたらす。彼らは自身を「他者から決して承認してもらえない無価値な人間」であると確信し，しばしば希死念慮を口にする。それは自己価値感情の低さゆえ「自分のような無価値な人間は死んだほうが良い」という表現をとることが多い。

14

にもかかわらず，幸いにも，彼らの自殺念慮が完遂される可能性は比較的低い。希死念慮を口にすることが自殺の大きなリスク要因であることは周知だが，軽症うつ患者やひきこもりの希死念慮については別の判断基準が必要である。リスクを軽視して良いという意味ではなく，ただちに入院を考えるよりも傾聴や共感的対話などによる抑止効果を優先すべきというほどの意味である。

筆者は彼らの希死念慮が，自傷行為にきわめて近い構造を持っていると考えた。松本俊彦らによれば，自傷は死に至る行為ではあるが，自殺企図とは異なる[13]。むしろ初期段階の自傷は「死なないため」の手段とされる。自傷経験者の多くが「切るとすっきりする」と述べるように，自傷には不安やいらら，緊張などを一気に——ただし一時的に——減圧する効果がある。周囲に自分の苦しい状況をアピールするための援助希求行動という意味もある。こうした自傷は「死なないため」になされる自己愛的な行為と考えられる。

もしも自己愛が自傷という形式で表現されうるのなら，軽症うつ患者の自己否定的な言動もまた，自己愛的な表現として理解することが可能となる。筆者はこうした形式を持つ自己愛をかつて「自傷的自己愛」と呼んだ[20]。

自傷的自己愛は周囲からの承認を求めるアピールであり，意図せざる援助希求行動である。ただし，それは単に「自己否定を否定してもらうこと」を期待してのアピールとは限らない。そうした反批判はしばしば彼らを怒らせる。彼らの自己否定は，言わば「自分が駄目であることにかけては断固たる自信がある」といった捻れを含んだ表現なのだ。

おそらく自己愛が備給されているのは，この「断固たる自信」のほうである。ここにあるのは自信の欠如（だめな人間）と，プライドへのしがみつき（知っている）の乖離である。それゆえ「君はだめじゃない」と反論することは，自己愛の最後の砦であるプライドを傷つける。だからこそ彼らは反論に対して，時に激怒をもって応ずるのである。こうしたねじれた自己愛の形式は，彼らを尊大にも卑屈にも見せるだろう。しかし，そのいずれもが，自己愛の表出として理解されるべきものなのである。

美人投票と集合的承認

　彼らがこうした，自分自身をむしばむような自己愛の形式を持つに至った経緯にも，承認の問題が深く関係している。どういうことだろうか。

　見てきた通り，今や若い世代の自己承認は，ほぼ他者からの承認に依存している。自身の客観的，あるいは主観的価値を信ずることができれば，他者からの承認抜きでも自信は維持できるだろう。現代における自己承認の難しさは，他者からの評価，すなわち他者の主観においてしか自身の価値を確保できない点にある。「他者の主観」は操作的に変えることができず，そうした希少性ゆえに絶対視されやすい。とりわけ承認弱者においては，一定期間承認が得られない時期が続くと，その経験自体が外傷化し，自己価値感情の著しい低下とともに，自分自身を過剰に脱価値化するような思考習慣が獲得されやすい。

　ヘーゲルの言う「承認」は，基本的に「相互承認」を意味している。それは他者の他者性を担保しつつ，他者のうちに自己との同型性を認識する，という逆説をはらんだ過程である。ただし，ここで言う同型性とは，キャラや性格が同じとか似ているという意味ではない。「自分が承認するのと同様に自分を承認するもの」という再帰的定義にもとづく同型性のことだ。

　詳しくは立ち入らないが，この自己承認と他者承認の循環的な関係は，一次的自己愛が他者への愛へと発展していく構造と無関係ではない。鏡像段階（Lacan J）における自己承認には他者（母親）からの承認が不可欠であり，他者を十分に愛するには健康な自己愛が要請される。自己を貶める者にとって他者は羨望の対象であっても愛や肯定の対象にはなりにくい。

　ここで問題となるのは，SNS 的な承認のあり方が，一方向的な承認の構造を持っているという点である。「いいね！」ボタンが典型であるように，それは常に一対多の一方向的な承認の可視化になりやすい。もちろん「いいね！」には「いいね！」を返す，という程度の相互性はありうる。それが通常の相互性として機能していない（ように筆者には思われる）とすれば，その原因は第1に即時性の欠如，第2に身体性の欠如，第3に儀礼的要素の過剰によると考えられる。

コミュ力偏重とつながり志向に支えられた「承認依存」は，こうした SNS 的な承認の構造に最も親和性が高い。このタイプの承認を，さしあたり「集合的承認」と呼ぼう。集合的承認の仕組みは，ケインズの美人投票理論になぞらえられる。知られる通り経済学者のケインズは，投資家の行動パターンを美人投票になぞらえた[25]。すなわち投資とは「100 枚の写真の中から最も美人だと思う人に投票してもらい，最も投票が多かった人に投票した人達に賞品を与える新聞投票」に見立てることができる，としたのである。

この場合，美人の基準は自己の主観ではない。客観的なデータでもない。正しいかどうかわからない他者の主観こそが絶対的な基準となる。集合的承認とは，他者の集合的な主観を個人が主観的に予測することで成立する。客観的予測が困難で，自己判断もコントロールもあてにできないという希少性こそが，美人＝他者からの承認強者の価値を高めるのである。

そればかりではない。集合的承認の構造は，しばしば投影性同一視の器になりやすい。つまり，ひとたび自己自身への怒りや嫌悪感が外界に投影されると，それはただちに他者＝世間からの排除，迫害として感知され，しかも一切の論駁を許さない絶対的な感覚として受け止められることになる。もとより肯定的な自己開示以外は排除されがちな SNS にはそうした構造がある。

一般に若い世代ほど，自己承認はこうした集合的承認に依存する傾向がある。その意味で集合的承認の構造は，あたかも Lacan の「象徴界」のパロディのように，個人の外部にありながら，同時に深く内面化された価値規範を構成するのである。しかしその出自は徹底して想像的（＝自己愛的）な性質を持っており，その限りにおいては個人の成熟や治癒をもたらすものではない。

たとえば，この構図のもとでいじめが起こると，いじめの被害者はしばしばそれを自己責任と考え，加害者責任については考えられなくなる。本人の意志や性格とは無関係に，集合的承認の構造そのものがそれを個人に強いる。若い世代の軽症うつが，自傷的であると同時に自己愛的であることも，こうした構造ゆえに成立するのである。

自己愛の基盤としての身体

精神分析的にみるならば，うつは自己愛の病である。現代における自己愛

がいかに集団的承認に依存しているかは，先にも述べた通りである。このシンプルな構図に欠けたものがあるとすれば，それが「身体性」である。

　かつて自己愛は自己の身体に備給されていた。そう仮定してみよう。もちろん他者の評価も，自己愛に影響を及ぼすだろう。しかしかつては，他者の評価が下落したとしても自己愛が維持されるということは十分に起こりえた。筆者はその基盤に「身体」が位置づけられると考えている。

　もともと自他の境界を学ぶのは身体性を通じて，である。あるいは Kohut H の述べた通り[11]，自己愛の成熟が，単純な構造の中核自己から，より複雑で安定した融和した自己への変化であるとするなら，その複雑さを維持するためのスキルは，その多くが身体を媒介として導入される。

　Stolorow RD（1975）はもう少し明確に述べている[23]。彼は自己愛を「自己表象の構造を維持する機能」と定義し，自己表象が統合され安定性を保ち，肯定的な感情に包まれているような状態を維持できている状態を，健康なナルシシズムとみなす。言うまでもなく自己表象は身体性と深く結びついている。

　自己愛の破綻がうつの基底にあると考えるとき，そこにも身体性が結びついていると考えるのはうがち過ぎだろうか。

　筆者はかつて，主として文学作品を素材として，「身体性の衰弱」について論じたことがある[17]。われわれは，身体の重層性を介してリアリティを受けとっている。視覚と聴覚のように，複数の感覚ブロックにおける同期によってリアリティが発生すると考えられるためである。身体表象の同一性においても，こうした重層構造における同期が貢献していたと考えられる。しかし現代にあっては，主としてコミュニケーションのアーキテクチャが発達を遂げた結果，常に重層的なメディア環境がわれわれを囲繞することになる。つまり，感覚ブロックの同期は，身体抜きで環境的に生じうる。それが文学にもたらす効果としては，まず描写と比喩の衰退があり，キャラと構造の前景化が指摘できるだろう。この点について，ここでは深く立ち入らない。

　身体性の衰弱については，筆者以外にも数多くの指摘がすでにある。筆者の指摘の特異性は，リアリティの発生構造を身体の重層構造に求め，その重層性をメディア環境に明け渡したことを希薄化の契機と主張した点だ。この

主張から必然的に導かれるのは，今や自己のリアリティすらも，かつてないほどメディアの側に担保されつつあるのではないかという懐疑である。そのように考えるなら，若い世代における承認依存の構造についても整合的な説明が可能になるだろう。すなわち，リアルな自己愛を維持するためには，今や身体性よりもメディアによって媒介された自己表象，すなわち集合的承認の比重がかつてないほど高まっているということである。

「治療」のための提案

　これまでの議論を踏まえて，軽症化するうつ病への「処方箋」を考えてみたい。前提となる筆者の仮説は，若い世代の軽症うつ病の「病因」ならびに「背景的要因」として，「承認依存」の構造を指摘し，「承認の不安」こそが自己愛の傷つきによるうつ状態をもたらしている主因であるとするものである。ここで自己愛の脆弱性をもたらすのは，SNS的な「集合的承認」に依存する脆弱な自己愛の構造と，もう一つの自己愛の基盤であるべき身体性の希薄化である。こうした事態に対して薬物治療は補助的な効果しか期待できない。本人の「ネットワーク」（親密圏の人間関係）に介入しつつ，自己愛の修復と成熟促進を試みることこそが，有効な支援となりうるだろう。

　はからずも冒頭で触れた『うつヌケ』と同じ結論になってしまうが，少なくとも軽症うつ病の治癒の前提となるのは，レジリエントな，すなわち柔軟で安定した自己愛の回復である。集合的承認に依拠した自己愛は，その真逆，すなわち流動的でもろいものになりやすい。安定的な自己愛を回復するには，他者からの承認に依拠する度合いを減らしながら，自己承認の基盤としての身体性を回復することではないだろうか。ならば，そのためにいかなる手法が"有効"たりうるだろうか。

　近年のうつ病対策が，さまざまな点で身体に働きかけるものであることは注目に値する。

　最近，ネット上で反響を呼んでいるうつ対策に「利き手を変える」というものがある。実際に試みてうつが改善したという報告もあるようだが，エビデンスが問えるようなものではない。改善の理由としての「右脳が活性化する」に至っては噴飯物である。にもかかわらず筆者がこの治療法をむげに否

定できないのは，まさにそこにおいて「身体性の回復」への志向が垣間見えるからだ。

　近年うつに最も奏功するとされている認知行動療法にしても，対人関係療法にしても，身体性と無縁ではない。マインドフルネスに至っては，身体性の覚知こそが治癒をもたらすと言いたげである。脳の側からの説明としては，デフォルト・モード・ネットワークなどがしばしば言及されるが，そちらについては論評しない。

　いずれにせよ，筆者はこうした動向において，身体性の復権が目論まれていると考える。ラカン派精神分析は，身体性を想像的（＝自己愛的）な領域とみなしたが，この捉え方は，想像的解剖に従うヒステリー的身体に限定的なものと筆者は考える。むしろ身体性と不可分の中枢神経系などは，「現実界」的な作動領域とも考えられる。そうした身体性の多層構造については機会を改めて論ずるが，身体性の回復とともに自己愛の修復を目指すという筆者の発想はラカン派的文脈からもさほど違和感はないであろう。

　問題は，その修復が転移性恋愛などと同様の一過性のものであるとみなされかねないことで，この点については異論を唱えておきたい。筆者は現実界／象徴界／想像界の区分をある程度は受け入れつつも，その区分には相互浸透的な領域がありうることを確信している。たとえば，ある経験の学習がシナプス結合を変化させるという場合，これを比喩的に象徴界と現実界の相互浸透とみなすことは不可能ではない。同様のことは想像界と象徴界との間でも生じうる。想像的な経験が主体の構造に象徴的な効果を及ぼすこと。筆者が考える身体性の回復から自己愛の修復へという方向性は，まさにこのことを意味している。

　それでは，身体性の回復については，どのような手法がありうるだろうか。

　すでに現在行われているうつ病の治療についても，身体性は重視されている。認知行動療法しかり，運動療法しかり。デイケアやリワークプログラムといったリハビリテーションも，適切な活動を通じて身体性を賦活するという点では同様の意味を持つだろう。以前筆者は，声楽トレーニングの治療効果を応用した「声楽療法」について紹介したことがあるが，これも同様である。身体的な機能の向上と，その過程に関わる対人環境の力によって，着実

に自己愛が修復される。

　以上述べてきたことは，いずれも身体に直接的に働きかけて，それを賦活する手法だった。しかし，身体性を回復する手法はそれに限ったものではない。

　筆者が身体性を考える上でことのほか重視するのは，「関係性」と「対話」である。

　自己愛の成熟を重視したKohutは，最も望ましい発達を，青年期や成人期を通じて支持的な対象が持続すること，と述べた[11]。特に青年期において，自分を無条件で支持してくれる人が一人でもいるということが重要とされている。ここでいう「支持」は，単なる「承認」ではない。批判や叱咤激励をも含んだ「親密なつながり」を意味している。こうした「関係性」は，仮想空間（インターネット上など）のコミュニケーションでは決して置換し得ないような，身体的な記憶の集積から成立している。

　それでは逆に，身体が自己愛の修復契機たりうる条件とはなんだろうか。

　筆者は上述した「関係性」から敷衍して，下記の3条件を想定している。

(1) 他者へ向けた回路があること

(2) 言語的な要素を含むこと

(3) 「いまここ」性

　これらすべてを十分に満たすものとして，「親密な関係性」以外では「対話」がある。「対話」にしても「いまここ」にしても，ラカン派的には「幻想」とみなされる可能性をはらんでいる。しかし繰り返しになるが，リアリティの発生源のひとつは，想像的レイヤーの同期である。複数レイヤー上に展開する刺激の系列が同期した瞬間に「確からしさ」の感覚が発生する。自己という究極の幻想，すなわち自己愛の産物を，自己愛の産物であるという出自ゆえに排除するのではなく，自己愛の基盤として確立し直すこと。対話とはまさにそのために存在する。

　筆者は近年，フィンランド発の新しいケアの技法である「オープンダイアローグ」の啓発活動に取り組んでいる。オープンダイアローグこそはまさに対話の持ちうるあらゆる治療的な要素をフルに活用した手法であり，その応用範囲はうつ病はもちろん，統合失調症やPTSD，ひきこもりなどと幅広い。

ここまで述べてきた通り，オープンダイアローグの治療機序の一面は，対話を通じた自己愛の修復である。その詳細は成書や関連する文献を参照されたい[1)19)21)22)]。本論の締めくくりとして言いうることは，軽症うつ病の多くが「承認の病」であること，その治療においては自己愛の修復が不可欠であること，自己愛の修復は身体性の賦活ないし回復においてなされうること，そのための総合的な手法として，「対話」に希望が見出しうること，以上である。うつ病治療におけるオープンダイアローグの応用については，また機会をあらためて検討してみたい。

参考文献

1) Arnkil TE, Seikkula J：Dialogical Meetings in Social Networks. Karnac Books, 2006（高木俊介・岡田　愛訳：オープンダイアローグ．日本評論社，2016）．

2) Hacking I：The Social Construction of What? Harvard University Press, 2000（出口康夫他訳：何が社会的に構成されるのか．岩波書店，2006）．

3) 本田由紀：若者と仕事――「学校経由の就職」を超えて．東京大学出版会，2005.

4) 井原　裕：生活習慣病としてのうつ病．弘文堂，2013.

5) Keitner GI, et al.：Realistic expectations and a disease management model for depressed patients with persistent symptoms. The Journal of Clinical Psychiatry 67(9), 2006.

6) 北中淳子：うつの医療人類学．日本評論社，2014.

7) 厚生労働省：みんなのメンタルヘルス総合サイト-うつ病．http://www.mhlw.go.jp/kokoro/speciality/detail_depressive.html

8) 厚生労働省：平成 28 年「労働安全衛生調査（実態調査）」の概要．厚生労働省政策統括官付参事官付賃金福祉統計室，2017.

9) 厚生労働省：こころの耳　働く人のメンタルヘルス・ポータルサイト．https://kokoro.mhlw.go.jp/case/634/

10) 厚生労働省：平成 29 年版「自殺対策白書」．日経印刷，2017.

11) 丸田俊彦：コフート理論とその周辺――自己心理学をめぐって．岩崎学術出版社，1992.

12) Maslow A：Motiration and Personality. 2nd ed, Harper & Row, 1970.

13) 松本俊彦：自傷行為――その理解と援助．思春期学 31（1）：37-41，2013.

14) 内閣府：平成 23 年度「若者の考え方についての調査」http://www8.cao.go.jp/youth/

kenkyu/thinking/h23/pdf_index.html

15) 内閣府編：平成24年版「自殺対策白書」．新高速印刷株式会社，2012．

16) 斎藤　環：心理学化する社会．河出書房新社（河出文庫），2009．

17) 斎藤　環：ラメラスケイプ，あるいは「身体」の消失．東　浩紀・北田暁大編，思想地図 vol. 4（特集・想像力）．日本放送出版協会，2009．

18) 斎藤　環：若者の気分とうつ病をめぐって．こころの科学（162）：24-30，2012．

19) 斎藤　環：オープンダイアローグとは何か．医学書院，2015．

20) 斎藤　環：ひきこもりと自己受容・自己肯定感の臨床．臨床精神医学45（7）：889-894，2016．

21) Seikkula J, Olson ME：The open dialogue approach to acute psychosis：its poetics and micropolitics. Family Process 42（3）：403-418, 2003.

22) Seikkula J, Arnkil TE：Open dialogues and anticipations：respecting otherness in the present moment. National Institute for Health and Welfare, 2014.

23) Stolorow RD：Toward a functional definition of narcissism. The International Journal of Psychoanalysis 56：179-185, 1975.

24) 鈴木　翔：教室内カースト．光文社新書，2012．

25) 鈴木芳徳：ケインズ「美人投票論」の謎．商経論叢40（1）：73-89，2004．

26) 田中圭一：うつヌケ——うつトンネルを抜けた人たち．KADOKAWA，2017．

27) 利谷健治，小林聡幸，加藤　敏ほか：統合失調症初診症例は減少しているか？——大学病院・総合病院精神科外来での初診割合の調査．精神経誌108（7）：694-704，2006．

28) 湯浅　誠：貧困襲来（第2版）．山吹書店，2009．

第2章

楕円幻想
—うつ病のナルシシズム試論—

内海　健

はじめに

「真理は細部に宿る」という。この建築家ミース・ファン・デル・ローエの警句は，精神科臨床にこそ当てはまる。疾病の真実は，日々の地味ないとなみにおいて，ほんの一瞬，些細とも思える断片の中に姿を現し，その多くは人知れず姿をくらます。

本論は，うつ病における幻想およびナルシシズムの問題に一定の結論をもたらす試みであり，その端緒として取り上げるのは，さりげない或る臨床場面である。これまでも折に触れて引用したヴィネットであるが，そこに宿されているはずの真実は，筆者の気を揉ませつつも，いつもその手をすり抜けてきた。

うつ病において幻想の様態，とりわけ幻想と現実の関係は，その精神病理の根幹をなす重要なテーマである。だが，現場主義的，対症療法的な治療文化が蔓延した昨今の状況では，こうした問題は浮世離れしたものにもみえる

だろう。そのようなことをあえて考えることに，どのような意義があるのか
と，無粋な人たちからは問い詰められそうである。だが，このような思惟す
ることを放棄した治療文化こそが，うつ病概念の平板化にあずかっているの
ではないだろうか。そして，こうした文化をもたらす社会の中で，うつ病と
呼ばれるものもまた，その姿を変えつつある。これについては，後半部でい
くらか触れることになるだろう。ただし本論がおもに取り扱うのは，本来の，
いわゆる従来型の内因性うつ病である。

　彼らの多くは現世的な価値観の中で生きており，幻想などとは無縁である
ようなたたずまいをしている。だが，それは幻想が乏しいということではな
い。いくらか議論を先取りすることになるが，彼らの幻想は，健常時におい
ては現実の中に，病相期にあっては病の中に，その身を窶している。それゆ
えそこに公然とあらわになっていても気づかれない。こうした擬態的なあり
方にうつ病の精神病理の難しさがある。ただ，時折，幻想がベールの裳裾か
らチラリと姿を現すことがある。本論では，その過ぎ去った瞬間を呼び起こ
し，断片の中にひそんでいる真実を手繰り寄せてみようと思う。

事例

　いわゆる団塊世代に属する発病当時50代半ばの男性。

　大学卒業後，中堅の企業に就職したが，オイルショック後に，数人の
気の合った仲間と会社を立ち上げ，共同経営に参画した。当初は何かと
苦労が絶えなかったが，次第に経営が軌道に乗り，安定した収益をもた
らすようになった。ところがバブル期以降，担当する部門の収支がはか
ばかしくない状態が続き，自分が全体の足を引っ張っているようで，気
に病むようになった。

　ある年度の期末，部門の決算が赤字になることが決定的となった頃か
ら，体調が思わしくなく，消化器系の症状に悩まされるようになった。
その後，不眠，朝の気分の悪さとともに意欲の低下が現れ，ついには出
勤できない状態となり，家族にともなわれて精神科外来を受診した。診
察では，中等度のうつ状態が確認され，通院でも治療可能なレベルと思
われたが，休養を指示したところ，家と職場が近接しており，ゆっくり

休めないという理由で，本人みずから入院を希望した。

　入院後，抑うつ症状は比較的順調な経過をたどって回復に向かったが，退院の日取りが決まった頃から，病棟の若い女性患者や看護師に軽口をたたいたりするなど，やや浮わついたような状態が目に付いた。その折「会社をやめてペットショップでもやってみようと思う」と，やや唐突に，現実離れした計画を口にした。軽躁病相も疑われたが，そこまでには至らず収束した。

　退院後，転職のプランは家人や職場の仲間にたしなめられ，患者はそれほどのこだわりをみせず撤回した。そして現場への復帰を前に，彼は自分自身が発症のきっかけになったと考える事件について次のように語った。

　数年来の成績不振に悩んだ彼は，ある日思い余って，辞表を仲間の経営責任者である社長に差し出した。社長は「もっとよく考えるように」といい，辞表は「預かりおく」ということになった。彼としては，社長は辞表を受け取らず，突っ返すものと期待していたのだが，この「預かりおく」という言葉はいたく彼をがっかりさせるものだった。

　彼にしてみれば，このことを契機として，自分は「うつ」になったのだという。

　古典的なうつ病の病像を呈し，大きな破綻なく，病相から回復した事例である。

　長引く業績不振に悩み，思いあまって辞表を提出した彼に，社長はきわめて常識的な応答をした。通常，社会的コードとして，「預かりおく」とは遺留にほかならない。同席した妻も当然そのようなものと受けとっている。だが，その一言は，彼を落胆させ，社会生活からいったん離脱する契機となった。今まさに病み終えようとするとき，彼はそのようなものとしてみずからの病を締めくくったのである。

ジントニー

　古典的なうつ病の精神病理の一つとして，葛藤を葛藤のままかかえるのが

苦手であるということがある。それゆえ葛藤は形成されにくい。ただし，彼らが困難な状況に弱いというわけではない。むしろそれを並はずれた忍耐でしのぐことのできる人たちでもあり，心的緊張の続く中で，時として発病にみまわれる事例があるということである。

　葛藤がよくみえる例もないわけではない。たとえばかつての「昇進うつ病」がある。責任の重さに加えて，上司と部下の双方への気遣いが両立しない板挟み状況が容易に見て取れる。ただ，この場合も，葛藤は，あくまで傍からみているかぎりとらえられるものであり，当の本人は気づいていないことが多い。

　古典的うつ病者には，自分の苦労は口が裂けてもいえぬようなところがある。ある初老期の男性は，所長として赴任した先で，古株として居残っていた者からないがしろにされ，屈辱的な日々を送った末に発病したのだが，そうしたことが語られたのは，数年後，いくらか気分が高揚した折であった。

　メランコリー親和型性格（Tellenbach H）を例にとって考えてみよう。そのエッセンスをなすのは「秩序志向性 Ordentlichkeit」という標識である。それは社会や共同体の規範や慣習，あるいは伝統を遵守する彼らの傾向を指す。そして自分の世界を秩序だったものとなす。概して「きちょうめん Ordentlichkeit」である。

　メランコリー親和型性格のもう一つの表徴として「対他配慮」がある。読んで字のごとく，他人に配慮する性向であるが，これもまた自分の世界の秩序を保つためのものという意味合いが強い。相手を一個人として尊重しているというよりも，むしろパターン化された行動である。

　こうしたあり方は，彼らが徹底して他人との葛藤状況を回避しようとしていることを示している。対他配慮にそのような意義があるのは当然であるが，秩序志向もまた，マジョリティとの軋轢を遠ざけるだろう。Tellenbach[20]は，彼らが「他者とのポジティヴな共生関係を損なうすべてのものを，すなわち一切の攻撃性，一切の不潔さ，他人の承認を得られないすべてのものを排除しようとする傾向」があるという。さらには「自己肯定の

義務が欠けている」,「正義の基準を奇妙なまでに他者の手に委ねたがる」とまで述べている。

同様な意義は，Bleuler E[1]のジントニー（Syntonie）の中にも読み取ることができるだろう。先行概念として Kretschmer E[11]の循環気質（Zyklothymie）があるが，これが気分の周期性および「社交的，善良，親切，温厚」といった通り一遍の記述で済ませているのに対し，そのベースとなる環界と共振するあり方，すなわち「同調性」（Syn〔ともに〕＋Tönie〔響くこと〕）を取り出したものである[注1]。加えて，循環気質がもっぱら双極性障害を対象としたものであるのに対し，ジントニーは気分障害全般に当てはまる。メランコリー親和型では，同調性はかなり形骸化されたものになっているが，本来，彼らは他人や社会，あるいは自然と共振する能力が高い。

他方，津田均[22]は，ジントニーには同調性に加えてもう一つの意義があることを強調した。それは「一様性」，すなわち「その個人の中の緊張が一様である」ということである（Syn〔同じ，一つの〕＋Tonus〔緊張〕）。

津田はこの様態を，「ひねりがない」と表現している。ジントニーでは，「内面は悲しいが外見はまったくそうではないようにみせる」であるとか，「心の一部は喜んでいるが他の一部はまったく喜んでいない」といった齟齬や矛盾を，自己という一つのものの中に抱えることがあまりない。確かにうつ病臨床においては，ここでいう齟齬や矛盾がかもしだす心情に気を遣わされることはあまりない。ただし，彼らがそこまでナイーヴかというと，一概にそうはいえない。一定の留保が必要である。

うらがなし

この Bleuler ＝津田のジントニー論から思い起こされるのは，土居健郎[3]の「オモテとウラの精神病理」という論考である。土居は，オモテとウラということばが，アンビバレンスのさばき方を表現したものであるとして，さまざまな病態における現れ方を検討している。それによると，躁うつ病（うつ病）では，オモテとウラの分化がすでに起こっているが，何らかの理由によってウラがまったくの無意識になっている。彼らは「オモテだけで生き」，「オモテだけで勝負する」のであり，「自分には隠さねばならないような何ものもな

いと信じこんでいる」という。

「ひねりがない」とさして変わらないようにみえるが，「ウラがない」は「うらがなし」というレトリカルな含みをもっている。ただし「うらがなし」といっても，彼らはうらに哀しみを携えているのではない。まさにウラがないのであり，通常の悲哀とは異なる。ここが鑑別のポイントでもある。Freud S[4]がそのメランコリー論で指摘したように，彼らは発病してなお，何を失ったかがわからない。Schulte W[15]が「悲哀不能」と呼んだように，「うらがなし」とはいえ，哀しみを奪われている。

ただし，のちにみるように，より厳密にいうなら，彼らはオモテだけで生きているのではない。むしろ，ウラが公然とオモテに出ているのである。だが，それは本人にも周囲からも気づかれない。それゆえ「ウラがない」ようにみえるのである。

彼らの一様な内面，すなわちジントニーは，土居が「何らかの理由によって」と記しているように，おそらくある喪失，あるいはある断念によって形成されたものだろう。それゆえ傷を隠し持っているはずである。言い換えるなら，どこかに失われた哀しみへの開口部があり，そこがジントニーを貫徹できないポイントとなる。

葛藤すなわち発病

事例に戻ろう。発病の背景をなすのは，長引く業績不振であった。確かにそれは一定のストレス要因ではある。だが，重要なことは，こうした一見さりげない負荷が，うつ病親和者にとってどのような意味をもつのかということである。

一般に，彼らは他人に借りを作るのを嫌がる。そういう人はたくさんいるだろうが，借りを作ることは，うつ病親和者にとっては特別な意味をもつ。とりわけ負い目をもたされることを忌避する。というのも，負い目の意識は，ジントニーの空間の中に他人を割り込ませることになるからである。

それゆえ，まだ事態が深刻にならないうちに，他人に相談することもできない。それもまた借りを作ることであり，やはり自分のフィールドの中に他人を招き入れることになるからである。そしていよいよ深刻になれば，なお

のこと相談できない道理である。その結果，進退窮まった彼は，辞表を提出するという挙措に出る。

　これは，葛藤を把持し，それを現実的に解決できないがゆえの行動化である。一方には，業績不振の責任を感じている自分がいる。しかしどうにもならず，しかるべき手をうとうにもうてない状況がある。通常なら，こうした状態を理解してもらいたい，あるいは助けてもらいたいという自分がどこかにいてしかるべきだろう。しかしそうはならない。彼の意識は，自責の念で染めあげられる。「いたしかたないではないか」，「手を貸してもらってよいのではないか」，あるいは「なぜ助けてもらえないのだろうか」といったことはまったく心にかからない。まさにこれが「ジントニー＝一様であること」であり，「うらがない」ということである。

　思いあまった末の行動に対して，社長は「預かりおく」と応じた。彼にしてみれば，この一言が発病の幕を切って落としたことになる。もっとも，この時点で彼はすでに発病していた可能性もある。丁寧に医学的アセスメントを受けたならば，辞表を提出する行為のウラに，病的な罪悪感が見出されたかもしれない。病み終えつつあった彼が，語りによって病を締めくくったものであり，事後的な修飾はまぬがれない。とりわけ，社長の応答への落胆が発病につながったというところはそうかもしれない。だがこの断片は，筆者の中に解消せぬ謎として留まり，問いかけ続けてきた。発病という断層が，そこに集約されている。

　かつて下田光造[17]は，その執着気質論の中で，発病のもつ意義を論じている。執着気質では感情興奮性の異常，つまりは興奮が容易にさめやらない生理的特性によって，疲労に対する生体防御反応が起きない。それゆえ最終的には疾病逃避反応としての躁うつ病に至り，ようやく休息が導入されることになるという。これは生理的なストーリーであるが，この事例の場合，精神病理的な読み替えが可能である。

　彼は辞表を提出することによって，葛藤がまさに形成されようとしたその直前で，現実からの撤退をはかったようにみえる。あるいは魔術的な解決がはかられていたのかもしれない。そこではからずも慰留という宙づりの状態に置かれた。すなわち一瞬葛藤に直面させられたのである。そして葛藤すな

わち発病となる。発病という形でなければ，状況は乗り越えられなかったと
いえるだろう。

相転移

　もちろん，うつ病親和者が，いかなる葛藤状況にも耐えられないという脆
弱性をもつわけではない。ジントニーが維持されるかぎり，彼らはむしろ強
靱である。ジントニーの舞台では，葛藤はその手前でさばかれ，解消される。

　ひとたびジントニーが維持しがたいものとなり，うつが発動するときにも，
葛藤は露呈しない。そこでは病前とはまた別の，新たなジントニーが形成さ
れる。というより，臨床家がまず確認できるのはこちらである。

　彼らは病の中にあっても，あまり圭角を示さない。医療の文脈の中で，あ
まり大きな齟齬を起こさない。というより，医療化に最もフィットする。こ
のことは統合失調症，とりわけ「精神分裂病」と呼ばれた時代の事例と対照
的である。彼らは医療化されることを 潔 としない。屈服するにせよ，抗
うにせよ，制度としての医療は，彼らに深い傷痕を与えかねない。こうした
緊張感を治療者がもつことは，うつ病患者に対してはあまりない。

　うつ病は医療になじみやすい。しかし，かといって，治療関係が深まるわ
けではない。むしろ深まらないのであり，それゆえにこそなじみやすいとも
いえる。ラポールをとるための引っかかりどころが見出しにくいのである。
Freud がメランコリーをナルシシズム神経症であるとしたように，転移はお
しなべて起きない。内省的な精神療法は通用しない。ここでも彼らは一様で
ある。

　つまり，発病とは健常なジントニーから病気のジントニーへの相転移であ
る。そして回復とは，この逆の行程である。二つの相の間には断絶がある。
発病過程ではとらえにくいが，回復過程においては，この狭間の現象にしば
しば遭遇する。かつて「終末期動揺」などと呼ばれた現象であり，病を締め
くくる治療上重要なランドマークであった。図2-1 に示すように，病相の極
期には平坦であった経過が，回復に向かうにつれ，基線が揺れ，不安定化す
る。筆者[23]はかつてこうした臨界現象と，不安定性と非決定性をその特徴と
して取り出した。

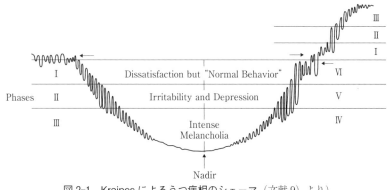

図 2-1 Kraines によるうつ病相のシェーマ（文献 9）より）

　不安定性とは，一般に状態の揺れを指すが，回復期は心理的にも生理的にも変動しやすい．気分の上下動がみられ，軽躁的な高揚，不安や焦燥の亢進，眠っていた喜怒哀楽の賦活，行動化，抑うつの再燃などがみられる．この事例でも，若い看護師に軽口をたたく，新しい事業を志すなど，やや高揚した気分の時期が差し挟まれている．

　回復期は身体症状が出やすい時期でもある．代表的なものが，いわゆる風邪であり，発病以来，あるいは前駆期以来初めてであることもしばしばある．焦燥にブレーキをかけ，先行きの不安から注意をそらせ，身体の回復に専念させることにより，回復を促す意義がある．

　非決定性とは，現れた事象がどういうものか，どちらに転ぶのか判断しがたいという現象である．代表的なものの一つが，マイルドな混合病相のような状態であり，しばしば患者は「よくなっているのか悪くなっているかわからない」と困惑する．生理的な気分の変動なのか，心理的な反応なのかも区別しがたい．転帰がどうなるかは，それをとりまくパラメータによって大きく変わる．それだけ治療的関与が重要な時期である．

　この狭間で起こる例外的な事象は，うつ病の理解にとって特権的な意味をもつことがある．ジントニーに覆われた深層の精神病理がそこでチラリと顔をのぞかせる．この事例では，発病期には辞表を提出したとき，回復期には転職を思い立ったときがそれにあたる．

　ここでもう一度，辞表の提出について検討しよう．それはギブアップのサ

インであり，病に身をゆだねる契機となるものであった。結果的に「疾病逃避反応」（下田）として機能している。問題は，この行動に対する回復期における述懐である。彼は社長がそれを突っ返すものとばかり思っており，「預かりおく」という言葉にいたく落胆したという。

おそらく辞表を提出するまで，彼はそのようなことは考えてもみなかっただろう。社長が突っ返すことを当て込んでいたわけではあるまい。普通に解釈すれば，「すまない」，「申し訳ない」という罪業感がなさしめた行動である。だが，「預かりおく」という応答に彼は幻滅したのである。

罪悪感のウラには，普段は浮かび上がることのない幻想がひそんでいた可能性がある。それは「自分は許されてあたりまえ」という，一度は断念したはずの「甘え」であるかもしれない。あるいは「自分が支えてやっているのだ」という，封印されている自負かもしれない。実際，回復期の語りは，はからずもそれを露見させた。ただ，それでもなお，患者自身は気づいていない。

その「甘え」ないし「自負」は，「預かりおく」という大人の対応によって宙に浮き，打ち砕かれた。親しい間柄とはいえ，ビジネスマターである。それも辞表の提出であり，居住まいを正してのぞまなければならない。インティメートな対応ではしめしがつかない。それはウラに忍ばせて，阿吽の呼吸をくみ取るように社長は応じたのだろう。

では，どのように応えたなら，彼は幻滅しなかったのだろうか。多少の程度の差はあっても，さして変わらなかったかもしれない。彼が求めているのが幻想的なものであれば，現実には満たされようがない。それに直面したとき，幻滅は免れないのである。

現実を支える幻想

うつ病の精神病理にとって重要なことは，この幻想のもつ性格を明らかにすることである。では，そもそも幻想とはどのようなものだろうか。

通常，幻想とは，現実に対立するものとみなされている。一方に，ハードで夢のない，実利的で，妥協を強いられる味気ない現実がある。それに対して，幻想は現実味のないものであり，夢想的で，子どもっぽく，願望充足的

なものとして潜んでいる。こうした見方が一般的ではないだろうか。幻想は現実からの避難所のようなものとみなされている。現実がつらいから，われわれはつい幻想に逃げ込むというわけである。

　だが，幻想の裏打ちなしに，われわれは現実に耐えられるだろうか。あるいは現実を構成することができるだろうか。いかなるフィクションもないニュートラルな現実というものを，われわれは生きているわけではない。そのような無味乾燥な現実があったとすれば，それを生きるのは困難であろうし，そもそも生きるに値するかどうか疑問である。現実は幻想に支えられているのである。われわれは現実が潰えて幻想に浸るのではなく，幻想が潰えたとき，それによって支えられていた現実も崩壊するのである。

　たとえば「自由」というものを考えてみよう。自由とは，そう簡単に実現できるものではない。労働や規範，しがらみや病気，その他さまざまな障害によって，自由はつねに浸食されている。だがこうした困難な現実をそれでもなお生き抜こうとするのは，それでも自由が幻想として機能しているからである。かりに，強制収容所のようなところに拘束されたとして，それでもその状況を耐えさせるものがあるとするなら，いつか自由になれるという希望ではないだろうか。

　これはなにも自由が絵に描いた餅であるとか，実現不可能なものであるといっているのではない。自由は現実を構成する。わかりやすくいえば，スパイスのようなものとして機能しているのである。自由という幻想を振りかけただけで，現実は生きるに値するものとなる。本来自分は自由であるはずであり，そうなれるという思いが現実を支える。

　こうした現実／幻想という経験のハイブリッドが崩れるのには，二つのパターンがある。一つは自由が実現したときである。その途端，自由は色褪せる。まったくの自由が許されれば，かえって面食らう。これは幻想の宿命のようなものである。もう一つは，実は自由とは単に自分の思い込みであり，幻想だったと気づいたときである。

幻想の一体感

　では，うつ病における幻想とはどのようなものだろうか。

Freud は，メランコリーを喪失反応ととらえる一方，患者自身は何を失ったかわからないというところに，通常の悲哀との相違点を見出した。そしてメランコリーで出来(しゅったい)するのは，世界の貧困化ではなく，自我の貧困化であり，対象喪失は自己喪失となる。ここにもジントニー（一様化）が見出されるだろう。Freud は，徹底的に転移が起こらないことから，メランコリーをナルシシズム神経症であるとしたが，その実態はここに示される自己と対象の一体化である。

土居[2]は Freud の論を受け，うつ病者が喪失したものを，「患者がこれまであると信じていた自己の充全感あるいは周囲との一体感ないし連帯感」であるとした。喪失したものは，「周囲」という言葉が示すように，対象というよりは，むしろ自分をとりまくミリューであり，それとの一体感である。さらに土居は，うつ病者にとって「一体感の有無は致命的な重要性をもっており，すでに失っていながら，その事実を認めることができず，いわば過去の幻影にしがみつき，また失われたものを求めてもがく」のであるという。

土居の明察は，うつ病親和者を支えるのが一体感の幻想であることを示している。そして発病してなお，その幻想にしがみつく。こうしたナルシシズム的な一体感が容易に見て取れるのが，メランコリー親和型性格である。図2-2 にそのシェーマを示す。

彼らは対象（事例では会社）に献身し，そこからの反対給付として「庇護」あるいは「承認」を引き出す。きわめて単純な図式である。この場合，対象にあたるのは，個別の人物というよりも，自らが所属している場，そしてそ

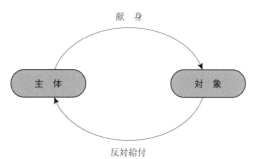

図2-2 メランコリー親和型性格における対象関係

れがもつエートスである。地域，職域，家族（家系），伝統などがそれに該当する。つまり尽力的配慮によって，なじみあるミリューを整備し，そこに安心して住まう場を見出すのである。

ただし，この図に書き込むことのできない重要な特性が二つある。一つは，主体がこのメカニズムをまったく知らないということである。自分が尽力していることにも，対象から庇護を得ていることにも無頓着であり，ましてや反対給付を得るために尽力しているなど，思ってもみない。この自分についての気づきの乏しさは，うつ病親和者のナルシシズムにみられる顕著な傾向である。そして今一つの特性は，このナルシシズム的に閉じた円環が，どこかに傷を隠し持っているということである。

幻想を支える現実

うつ病の発病状況は，この円環が維持されがたいものとなるとき形成される。一兵卒として尽力していた立場から責任あるポストへの昇進（昇進うつ病），慣れ親しんだ住居空間からの転居（引っ越しうつ病），子どもが巣立ち世話をする対象がなくなった空の巣症候群，加齢によってもはや尽力のかなわぬ初老期うつ病など，いくつかの典型的な類型を挙げることができる。

確かにこうした事態は，その当事者にとって危機的な状況を構成する。だが，なにゆえに発病という事態を招くのだろうか。苦悩や哀しみとして生きられないのだろうか。

それはまず，彼らにあっては幻想と現実が明確に分節されていないということによる。分節されていれば，危機はあくまで現実の危機である。確かに困難な状況に置かれているが，それはそれで対処すればよいのであり，落ち込んだり疲弊したりすることはあっても，病にまでは至らない。あるいは休んだり，人に助けを求めたり，別の場に移動するなど，さまざまな対処が可能である。そして幻想は困難を耐え忍ぶ拠り所となるだろう。だが，メランコリー親和型のシェーマ（図2-2）に示されているのは，彼らの現実のあり方であると同時に幻想の形でもある。両者は折り重なり，そして通底している。

さらに重要なことは，その通底の仕方である。うつ病親和者では，幻想が現実を支えるのではない。現実が幻想を支えている。通常とは逆に，幻想は

Ⅰ. 社会の中のうつ　第2章

現実から養分を得ているのである。一体感の幻想は，絵に描いた餅ではなく，
みずからの生業，生きる営みによって，つまりは現実によって維持されてい
た。これが，病が発動する構造的な理由である。

　幻想を守ることが至上命題であり，しかもそれが現実からの備給に頼って
いるのであれば，彼らは実生活において妥協できない。手を抜くことも，規
模を縮小することもできない。決定的な破綻が起こるまで，とことんまでや
り抜くことになる。ところがついに限界に達すると，今度は現実の破綻が幻
想に波及せぬよう，手の掌を返したように，現実を切り捨てにかかる。いっ
たん病の中に撤収すれば，しばしの間，現実は壊滅したままでいいのだ。

　うつ病者の診療場面での話は，現実的にみえて，意外にそうではない。そのことは「自
分がうつ的に罹患して社会的に機能しなくなったら何を心配するだろうか」と考えてみる
とわかりやすい。おそらくは，どんな病気なのか，家族を養っていけるか，会社を馘(くび)に
ならないか，保険がおりるだろうか，といったようなことがまずは気になるだろう。具体的
な手立てを講じることもあるだろう。だが，うつ病者からは存外口にされることは少ない。
あまり実利的な心配をするようだと，どこかうつ病らしくないようにさえ感じるものであ
る。

　また，治療の構造にメリハリがないと，幻想が現実をコントロールするよ
うな現象もみられる。たとえば，現場が曖昧な態度をとっていると，遅刻が
大目にみられたり，特別な配慮をしてもらうことが当たり前になったりする。
庇護されてしかるべきであるという幻想がむき出しになっているのだが，気
づかれていない。もちろん病者は守られてしかるべきであるが，それは彼ら
の幻想に奉仕することではない。発病後は医療が現実の代わりとなる。

　さらに，発病初期には幻想が現実に浸透してくるという現象もある。ある有能なエンジ
ニアは，もともと軽い気分の変調を周期的に繰り返していたが，顧客に尽くすことで高い
評価を得ていた。あるとき，いくらか抑うつ的な状態で構築したシステムが，その製造工
程の中で行き詰まり，見通しが立たなくなった頃から，現場に出るのが次第におっくうと
なり，昼から出勤するような勤務状況が続き，そののち休職した。上司が産業医に報告し

たところによると，そのシステムはきわめてクオリティの高いものだった。ただし，あまりにも緻密に顧客に特化して設計されており，現場の製造スタッフの能力では到底対応できないものだったとのことである。つまり幻想の方が優先されていたのである。また普段勤勉な彼が，午後から出勤するようになっても，何ら悪びれた態度を示さないのがとても異様なものとして感じられたという。

幻想の露呈とナルシシズム

うつ病相においては，幻想がそこに露呈している。だが病者も周囲もそのことに気づかない。

自責感（罪悪感）を例にとってみよう。この症状は，かつてはほとんどの事例でみられた。ごく通常の了解文脈で考えるなら，責任を果たしえないから申し訳ないのだということになる。あるいは抑うつ気分などの他の症状に由来する二次的な症状だとされる。だが，こうした理解の仕方は底が浅い。むしろ自責感は原発性の症状であり，潜在的には精神病性の水準にあると考えてしかるべきである。

実際，うつ病の自責は，たとえさりげないたたずまいのものであっても，他人からの働きかけを受け付けない。それは家族からであれ，友人であれ，医師であれ，同じである。たいしたことはあるまいと嵩をくくっていると，しっぺ返しに遭う。共感は受け流され，慰めは無力であり，説得は拒否されるのが落ちである。いわば自責の念の中に閉じこもっている。かかわればかかわるほど，その自閉的性格（Kranz H[10]，木村[7]）が顕著に跳ね返ってくる。

それゆえ，次のように考えてみることができないだろうか。すなわち，うつ病の自責はそもそも幻想的なものである。現実とは関係がない。彼らにしばしばみられる責任感の強い性格，あるいは機能を果たしていないという実情などに照らし合わせてみて，いかにそれが了解可能であるようにみえても，現実との接点は断たれている。接点があるとすれば，まだ病が発動してまもない初期か，回復期のいずれかだろう。現実は否認されるのである。そして現実と幻想の連動は切り離される。では自責はどのようにして一体感の幻想となりうるのだろうか。

休養を命じられた患者は，それでは「すまない」という。さらには迷惑を

かけるという。うっかりすると聞き逃してしまうが，ここには，自分がいなければ困るだろうという「背負い込み」がある。さらには自分が支えているという思い上がりのようなものがチラリと顔をのぞかせている。もはや責務を果たしえない今の自分の現実にはそぐわない。事例における，辞表は突っ返されてしかるべきという事後の陳述は，こうした幻想の現れであり，あてがはずれたとき，一瞬それは壊滅した。患者は，回復期になってなお，社長のはからいが腑に落ちていない。それどころか，その場で突っ返さなかったことを難じてさえいる。

　「すまない」というのは，私にはそれだけの力があるということであり，うつ病におけるナルシシズムの原型とでもいうべきものである。通常のナルシシズムでは，「自分は強いから対象など必要としない」であるとか，「そもそも対象など大した意味がない」となるが，うつ病の場合は，パッシヴな形で対象を支配する[注2]。健常時には献身によって，病相期には自責によってである。

　そして，彼らのナルシシズムの中では，自分が機能しなくなることによって，対象も苦しむ。自分が支えてきた対象が道連れとなり，ともにダメージをこうむり，苦しむ。苦しんでくれなくては困るのである。こうして彼らの幻想は維持される。

　このようなうつ病（メランコリー）におけるナルシシズムを指摘したのはFreudである。

　Freudによると，対象喪失にみまわれると，リビードはその愛する対象から撤収される。だが，メランコリーにおいては，リビードは新たな対象へと移し替えられず，断念された対象への同一化のために使われる。すなわち対象愛から「同一化」へと鞍替えが行われる。Freudはここで対象愛とは別の同一化というリビードのあり方を，メランコリーを通して発見した。あるいはメランコリーのナルシシズムに跳ね返されて，対象関係というものに気づいたといった方がよいかもしれない。

　Freudは，正常な仕方で後悔や自己非難によって打ちひしがれている人たちが，他人の前で恥じらいを示すのに対して，メランコリー患者では，その

恥じらいが欠けており，自分の弱点をさらけ出すことに満足を見出していると指摘する。そのうえで，この自己非難は，愛情対象への非難がその対象から離れて患者本人へと転換されたものであるとする。たとえば，自分の夫はこれほどにも役立たずの妻に拘束されているといって，これみよがしにすまながる妻は，本当は，夫が役に立たないことを告訴しているのだという。

さらに Freud は，メランコリーにおける復讐の機制に言及する。彼らはナルシス的同一化の中に逃げ込むと，この代替対象（同一化の対象）に対して憎しみが働き，それを罵り，貶め，苦しめ，その苦しみからサディズム的な満足を獲得する。いいかえるなら，自己処罰という迂回路をとって本来の対象への報復を成し遂げるというのである。

自己非難＝告訴，そして自己懲罰＝復讐という Freud の提示した図式は，「かのごとき了解 Als-ob-Verstehen」のようにみえて，むしろメランコリー論の白眉である。それは一般の臨床場面でも確認可能であり，遷延例に現われる隠微な攻撃性などは一つの典型である。このとき，治療者は庇護者として機能しなくなっており，患者は治療場面をみずから支えることから撤収する。愁訴が増えたり，依存的になったりする。それに直面するとき，治療者は自分の無力を突き付けられることになる。この無力感に気づかないと，治療はより侵襲的なものになったり，あきらめムードに流されたりすることになる。

ナルシシズムの傷

うつ病者は他者を告訴している。通常，それは自己非難や症状を迂回して示されるのだが，事例においてみられたように，回復期の狭間などでは，明白に表明されることもある。

このときの彼の思いを代弁するなら，「大目にみてくれたってよいではないか」，「これだけがんばってきたのにわかってくれない」，「自分一人がつぶれて馬鹿をみた」などであろう。治療者としてはこのあたりの機微を察した応答が求められる。いったん切り離した現実とのすり合わせがこれから行われるのである。

回復期は，医療の中で病として受け止められた一体感の傷が，生身の傷として露呈しや

すい不安定な時期である。事例によっては，いまだ現場復帰していないにもかかわらず，意気込んで再建の計画が表明されたり，現在の組織のあり方が批判されたりもする。あるいはちょっとした現実との齟齬が自分に対する非難として感じられ，「うつ」の再燃をまねく。古典的な事例では，このあたりのことは一過性のエピソードで済むことが多いが，現実が幻想を支えるという構造が再建されるまでは，ナルシシズムの傷が露呈しやすい。ひるがえって，近年の，とりわけ若年の事例では，そもそも再建すべきゴール，すなわち現実と幻想の一致点が見出しがたい。

　では，うつ病者は誰を非難しているのであろうか。Freud の主婦の例では稼ぎのない夫であり，事例では社長である。だが，非難されているのは現実の人物ではない。いわゆる幻想的な同一化の対象である。そしてこの非難の中に，ナルシシズムの裏に隠し持たれた傷が秘められている。

　もう一度メランコリー親和型性格のシェーマに戻ろう（図2-2）。この図を支えているのは，普段の患者の尽力であり，それが機能しなくなるとループは崩壊する。だが発病の後も，幻想の中で彼は対象を支えているのである。それゆえ，対象＝他者は，患者が表向きもつイメージに反して，完全なものではない。むしろ欠如，欠陥があり，それを埋めるのが彼らの尽力なのである。それゆえ一体感の幻想を定義し直すなら，他者は完全無欠であり，それを支えているのが自分であると定式化される。そこに含まれている矛盾には気づかれない。

　他方，彼らの尽力には反対給付としての庇護や承認が与え返される。これは発病して尽力が能わざる状態になると途切れる。この対象である他者は献身しなければ与え返さないのであり，何もしないでも承認してくれる他者ではない。理屈のうえではそうである。しかしこのこともまた，幻想の中では否認される。彼らは守られてしかるべきなのである。

　患者にとって恐ろしいのは，自分が機能しなくなっても，他者が平然としていることである。他者は，患者が献身できなくなったら，苦しんでもらわなくてはならない。Freud の指摘したように，自分が無能になったという患者の言葉は，むしろ他者の無能を非難している。自分が支えなければ駄目な存在であり，そうであってもらわなければならないのである。

「休んだら迷惑をかける」といいつつ，休養することになかなか応じない患者に対して，「あなたが休んでも大丈夫」とついいいたくなることがあるかもしれない。だが，そうした説得は禁句である。「確かに困るだろうけど休みなさい」と応答するくらいが無難だろう。

　一体化の幻想の裏には，他者に見捨てられる恐怖が見え隠れしている。そしてその先には，他者から見捨てられた傷があるのではないだろうか。それはさらに，こちらに応答してくれない「死せる母」という絶望へとつながっていく。

剥奪のトラウマ──主体のハードコア

　ここで，幻想をめぐるメタサイコロジーをまとめておこう。うつ病者の一体感の幻想をたどっていくと，今しがたみたようなトラウマの核に突き当たる。これを分離として一般化すれば，うつ病者に固有のものというより，普遍的なトラウマである。それを象徴的に表しているのが離乳である。

　離乳において，乳児は母から引きはがされる。乳房を奪われるのである。これは対象喪失のプロトタイプとされるものである。注意深くみれば，ここですでに「剥奪」は「喪失」と書き換えられている。乳児は失ったのではなく，取り上げられたはずである。

　対象喪失が論じられるとき，この書き換えは常に行われている。剥奪，あるいは見捨てられというハードなトラウマは，語ることが困難なものなのだろう。たとえば境界例水準の事例では，この見捨てられたという絶望は，「見捨てられるのではないか」という不安に置き換えられ，対象にしがみつくことになる。彼女らが時に見捨てられに直面するとき，それは根源的な絶望に突き抜けていく可能性をはらんでいる。

　対象喪失というのは，ある種のみせかけである。というのは，それは対象の存在を前提にしているからである。失ったからには，その前には対象はあったのだということである。実情はそうではない。喪失して初めて対象を発見したのである。再び離乳のメタファーを使うなら，乳房から分離されて，乳児は初めて対象としての乳房をそこに見出す。その乳房は，彼に乳をもは

や与えない。つまり，対象は欠如が穿たれているのであり，そのような形で
しか与えられないのである。

　他方，対象喪失は，喪失する主体を前提としている。なにも所有していな
かったはずの者が，剥奪されることにより，主体となるのである。つまりわ
れわれは剥奪のトラウマと引き換えに主体となる。私が私であること，私の
固有性は，この出来事に由来している。私が私である以上，この「事実」は
どうにも拭いがたいものとして，私にとりついている。

　通常，私の固有性は記憶によって与えられるとされる。それが重要な因子であることは
確かだろう。では記憶がまったく同じなら，同じ個体だろうか。私の同一性は記憶の同一
性によって担保されるだろうか。

　北田暁大[8]は，Parfit D[14]の思考実験を援用して，この問題を論じている。Parfit が挙げて
いるのは，精密なスキャナーで私のすべての正確な状態を記録しながら，私の脳と身体を破
壊し，その情報を火星に発信し，火星のレプリケーターで，まったく別の物質から寸分た
がわぬ新しい脳と身体を作り出すというものである。もし記憶が私の固有性を保証するも
のであれば，人はこのテクノロジーに身を委ねることに不安を抱かない。しかし，おそら
くは大多数の人は抵抗を示すだろう。

　北田は Parfit の遠隔輸送機が，記憶の連続性や身体の連続性に還元することのできない
何か，失われてはならない何かの存在を示唆しているという。そのうえで，この「何か」
が，メランコリーが手放そうとしない対象であり，自己愛であると説いている。

　Parfit の思考実験が示しているのは，私の固有性は，記憶の，少なくともそのコンテンツ
によっては与えられないということである。データ化されてコピーできるもの，つまり互
換性があるものでは心もとないのである。

　記憶には間違いがつきものである。そればかりか，正しいかどうかは確証しようがない。
記録などが残っていれば，それと照合することによって，より確からしいものとなるが，
あくまで蓋然的なものにとどまる。ただし，このことは記憶そのものがあてにならないと
いうことではない。あてにならないのはデータとなった，コンテンツとしての記憶である。
私の固有性にとってみれば，記憶の中身が事実と合っていようと間違っていようと，たい
したことではない。

　では，データに還元されない記憶とは何だろうか。それは出来事である。この私にまさ

に起こったということである。コンテンツは出来事が言語化され物語化されたあとに析出するものであり，常に事後的な組み替えの可能性にさらされている。

さらに，私の固有性にとっては，出来事が実際に起きたかどうかということさえ関係ない。というより，固有性，すなわち私が他ならぬこの私であること，私の固有性を与える出来事とは，私に先行していなければならない。なぜなら，私がすでに固有のものとして成り立っていたら，そのあとに起こる出来事は，私の歴史をかたどることはあっても，私の固有性，すなわち私が他ならぬ私であることを与えるべくもない。

私を与える記憶とは，私の彼岸にあり，私に取り憑く記憶である。これは転写されるときに失われるものなのだろう。剝奪のトラウマとはまさにこのメタサイコロジカルな次元の出来事である。言い換えるなら，それは主体のハードコアをなすトラウマである。

他者の補填

ここに述べた一連のメタサイコロジーを図2-3に示す。剝奪という出来事によって，私は対象を喪失した主体として目覚め，そこには欠如を穿たれた対象が姿を現す。

この構図は，うつ病者にかぎったものではない。誰しもが潜在的にもちうるものである。違いがあるとすれば，剝奪の強度や，トラウマを修復するだけの十分な満足が，庇護者との間で得られなかったことなどに求められるのかもしれない。ただし，病因論的な考察はとりあえず本論の射程外にある。

欠如を穿たれた対象に直面したとき，主体にはいくつかのsolutionがある。

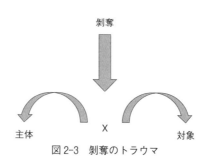

図2-3　剝奪のトラウマ

もっともドミナントなものが，その欠如を自分が与えた傷として引き受け修復するというものである。いわゆる Klein M の抑うつポジションからの正統的な展開である。つまり罪悪感と引き換えに，傷つけた者として主体の地位を手に入れるのである。

だが，なにゆえに後ろめたさをもたされるのであろうか。というのも，壊したのは私ではない。私はむしろ剥奪されたのである。多少大げさな表現になるが，近代的主体とはこのような理不尽さのうえに成り立っている。どこかで大切なものを破壊したという後ろめたさに取り憑かれている。これが責任主体の原型である。

傷ついた対象を再建するという路線は，メランコリー親和型性格においても認められる。というより，過剰に認められる。彼らは何を代償しているのだろうか。やはり自分が傷つけてしまったことだろうか。そうではない。対象＝他者に見捨てられたことである。究極的には，対象＝他者がもはや生き返らないことである。それゆえ彼らの尽力は償いのようにみえて，それとは異なる。ここにうつ病の対象関係の固有性がある。

ここで発動しているのが否認という機制である。いいかえるなら「なかったことにする」ということである。それは，自分が対象に穿たれた傷にはまり込むことによって達成される。これによって傷は否認され，幻想的な一体化が成就する。対象＝他者は活性化され，あるいは蘇生する。償っているようにみえてそうではない[注3]。彼の中では，むしろ自分が支えてやっているのである。

こうしたナルシスティックな対象関係は，通常の抑うつポジションに基づく傷の修復と，見かけのうえでは大きく異ならない。少なくとも，日常的ないとなみにおいては，いささか過剰適応気味であったり，常識的にみえて意外に杓子定規だったり，対他配慮を示しながらその実自分のことしか考えていなかったりといったことはあるにしても，めだった所見があるわけではない。それどころか，かつては模範的とされたあり方であった。

決定的に異なるのは，メランコリー親和型においては，先に述べたように，現実が幻想に奉仕するという点である。彼らが病前において適応的であるのは，それによって自分が対象＝他者の欠陥を埋め合わせているという幻想を

支えるかぎりにおいてである。主役はあくまで幻想の側にある。それに対して，通常の場合は，現実と幻想は分離されている。幻想は現実を色づかせ，生きるに値するものとなす大切なものであるが，主戦場はあくまで現実の側にある。

　通常，人は幻想の中に自足したままでいることはない。幻想がその対象を失うことがあっても，また別の対象が探し求められる。それに対して，メランコリー親和型では，現実が立ちいかず，もはや幻想を支えるものでなくなったとき，現実は切り捨てられる。これは Freud が見出した喪とメランコリーにおける対象関係の差異に相当する。

剰余としての享受

　では，メランコリー親和型が病前において，なにゆえ幻想に自足せず，むしろ現実に過剰適応していたのだろうか。いうまでもなく，そうせざるを得なかったからである。そもそも一部の特権階級以外，働かなければ食っていけない。さらに，単に生存のためだけではなく，往時は社会的な自立を促す力が厳然として存在していた。たとえば，ごく最近まで，男性であれば，生業に就いていなければ堅気とはみなされなかったのである。それゆえ，現実にコミットする中でしか，幻想を維持することはできない。それにしても，なぜそこまで過剰に適応するのだろうか。これは単に現実原則だけでは説明がつかない。

　もう一度，メランコリー親和型の図に戻ろう（図2-2）。ここでは，主体の献身と対象が与え返す庇護ないし承認がループを描いて均衡を保っている。すなわち等価交換であるようにみえる。だがそうなのだろうか。献身と庇護・承認は異質なものであり，本来は変換が不可能なものである。これで交換が成り立っているとするなら，どうみても搾取である。一方は労力を傾け，他方は承認を与えるだけで，何もしない。

　ところが，当事者であるメランコリー親和型にとってみれば，搾取されているという意識はない。それどころか，自分の働きはまだまだ十分ではないと思っている。そして，反対給付を得るために献身しているという意識などさらさらない。もしそうだとするなら，庇護は献身と等価なものに成り下が

る。自分の尽力で獲得できるほどのものなら，たいしたものではないのである。与えられるものは，交換というエコノミー（内部の法）のかなたにあるのでなければならない。

　同時に，献身もまた，庇護を得るための手段に成り下がってはならない。損得勘定を抜きにしたものでなくてはならないのである。彼らのやりすぎ，時としてうんざりさせるほどの一方的な尽力はそこに由来している。

　等価交換という発想をもちこんだ途端，与えられる庇護は色褪せる。捧げる献身も崇高なものではなくなる。それゆえ，彼らの心的世界の中で対象＝他者となるのは，自分と対等のものであってはならない。凡俗の徒やしみったれでは，献身する甲斐はない。あるいは，自律的な取り付く島のない者の場合も難しいだろう。一体感の幻想を与える者でなければならない。カリスマ性のある者はもちろんであるが，ちょっと怪しげなところのある者，あるいはだらしない道楽者の方がかえってよいこともある。その場合，彼らの献身は蕩尽され，搾取されるかもしれない。だが，そうされればされるほど，このどうしようもない他者を支えているという満足と，そうした他者にしか享受できない何かにあずかっているというおこぼれ（＝剰余）がもたらされる。

　もちろん，こうした人物像は現実の対象と一致するとは限らない。あくまで幻想の水準における対象のことではある。だが，実際に幻想が投影されやすい対象の方が都合のよいことは想像にかたくない。事例において，「預かりおく」という社長の言葉が幻滅的であった一つの理由は，この応答がきわめて常識的であったことによる。もちろん，声をかけた社長にはねぎらいやいたわりの気持ちがあっただろうが，彼が辞表を出すことに対して応答として求めているものではなかった。つまり等価交換に還元されるような折り目正しいものだったのであり，そこには剰余がない。とはいえ，社長に別の応答が可能だったかというと，それはそれで難しい。何らかの機知がひらめくような僥倖がないと，状況は打開できなかっただろう。

ディスチミア親和型について

　ここまでの考察から，後期資本主義の現代において，メランコリー親和型

のような適応がもはや困難であることが予測されるだろう。そのことを象徴的に示す現象として，ここでは樽味伸の提唱したディスチミア親和型[18)19)]について一瞥を投げかけておきたい。

　ディスチミア親和型とは，メランコリー親和型の末裔でもなければ，内因性うつ病の病前性格の一型というわけでもない。「疾病」というカテゴリーが適切であるかも不確かである[(注4)]。きわめて現代的な病理であり，むしろうつ病というものが起こる舞台そのものの変化がそこに映し出されている。その意味において，この類型は臨床的に重要な意義を有するのであり，直接的な系譜関係はないにしても，メランコリー親和型の行く末を示唆している。

　樽味自身の記述は系統的なものではないため，ここでは筆者なりにディスチミア親和型の臨床像を，症候学的側面と性格行動特性に分け，表 2-1 にまとめておく。ただし両者は判然と分けられるものではなく，そのことは最後の項目「生き方と症状が不分明」という特性に集約されている。つまりディスチミア親和型は，病前性格でもなければ，疾病というまとまりをもつわけでもない。

　こうした現代的病理は，メランコリー親和型が形成される前提条件である，社会的自立へと促す力が衰弱したことを物語っている。促す力を担うのは法であるとか規範と呼ばれるものであるが，重要なことは，それら（法や規範）が合理的な顔の裏に，理屈抜きでそれに従わせる暴力性をたずさえていたということである[24)]。この理不尽さ[(注5)]は，メランコリー親和型にとって，自分が埋め合わせる対象＝他者の欠陥である。彼らの突出した秩序志向は，一見単調で面白みがないようにみえて，どこかで対象＝他者のもつ過剰さに触れ

表 2-1　ディスチミア親和型（文献 18) 19) より）の臨床特性

症候学的側面
●不全感と倦怠
●退却傾向と無気力
性格行動特性
●回避と他罰的感情
●衝動的な自傷／軽やかな自殺企図
生き方と症状が不分明

ているはずである。この余得にみえるものこそ，彼らの生き方を支えるもの
であった。

　今の世の中の趨勢が示すように，法や規範がソフトになれば，一見，より
受け入れやすいものとなるようにみえて，意外にそうはならない。ディスチ
ミア親和型のあり方（規範に対して「ストレス」であると抵抗する，秩序へ
の否定感情をもつ）が示すように，かえって面倒でうっとうしいものとなる。
そして法や規範が合理性を前面に押し出すと，理屈のうえでは抗えない。こ
れが現在の法のもつ力であるが，その取り澄ましたような抗えなさは，かつ
ての熱い暴虐性とは正反対である。そこに欠けているのがある種の祝祭性で
あり，これは今しがた述べた余得の源泉である。それが今や枯れ果てようと
している。

搾取される剰余

　こうした現代的病理を経済的側面からみてみよう。メランコリー親和型の
ようなあり方が可能であったのは，献身と庇護が一見交換可能にみえて，こ
うしたエコノミーをはみ出す過剰さをはらんでいたからである。献身は見返
りを期待せぬ崇高さを帯び，与えられる庇護は献身では贖えないものであ
った。つまり一見搾取されているようにみえて，剰余があったのである。
だが，現在の後期資本主義経済において，搾取は端的に搾取となる。

　ちなみにマルクスは，労働力と賃金が本来等価交換であるにもかかわらず
搾取が生まれることに対して，「剰余価値」という概念をあてた。それは，労
働者が生産する商品の価値が，交換価値であるはずの賃金を上回ることによ
る差分である。

　本来，剰余価値とは，交換過程を通して，なにゆえに富が生み出されるか
ということ，古典的な商業資本の図式に基づくなら，$G-W-G'$（$=G+\Delta G$）
において，商品（W）と貨幣（G）は，その流通過程において利潤 ΔG を生み
出すこと，という問題に対するとりあえずの回答である。

　この議論の前提には，資本の総和が増殖するという事実がある。つまり等
価交換では説明できないものがもたらされる。それを搾取によって説明する
なら，等価交換のロジックにとどまったままである。なぜなら，搾取とは等

価交換という観点がもたらすものだからである。つまりマルクスは，資本の増殖という理に適わぬものを理によって説明しようとしている。

　だが，現在，資本はほとんど増殖しない。技術革新による生産工程の効率化や新しい市場の開拓という手段は限界に近づき，公共事業というカンフル剤もその場しのぎにとどまる。つまり，等価交換があまねく浸透しようとしている。ところが逆説的にも，そうした状況にある今日，搾取がクローズアップされている。

　松本卓也[12]は後期ラカンのディスクール論に基づき，資本主義の変節として，数値化の問題を取り上げている。剰余までもが計算可能なものとされることである[注6]。現代社会における搾取とは，むしろ徹底的に計算可能なものにされるということである。同じ給与をもらっていても，評価基準によって徹底的に吟味され査定された場合と，それなりに適当な査定では，受け取る側の気持ちはまったく異なるだろう。どんぶり勘定がよいというわけではないが，他方，前者の場合，所詮すべては計算されるものにすぎないという貧寒な気持ちにさせられる。そこには幻想を差し挟む余地がない。

　そして，これに対応するのが，経済合理性に偏奇した知性をもつ管理者である。この知性は，自分の労働が搾取されているという者に対して次のようにいうだろう。「今の仕事は，君が自由意思で選んだのだから，君の労働と賃金は等価交換のはずである。もし割に合わないと判断するなら，別の仕事を探すのが合理的な行動というものではないのか」。小学生でもいえる理屈である。だが，あるいはそれゆえに，抗うのは難しい。

　つまり，現代の労働において，搾取されているのは剰余である。その結果として，現実世界の中に，幻想が差し挟まれる余地がなくなる。いまや，現実が幻想を支えるという回路は絶たれつつあるのである。このような状況で，うつ病はどのような変遷を遂げるのか，この問題については稿をあらためて論じてみたい。

おわりに──楕円幻想

　本論では，さりげない臨床の断片の中に潜んでいる疾病の真実に触発され，従来型のうつ病における幻想の精神病理を読み解きつつ，現代における幻想

の不可能性を示唆する地点にたどり着いた。

　あらためて，事例の辞表提出のエピソードを振り返ってみよう。それはまず，社会人としての，責任主体としての行為である。もっとも，そこに行きつく前にさまざまな行為の選択肢があったはずなのだが，それはメランコリー親和型にとって慮外のことである。そうはいっても，いきなり辞表を提出された側は，その唐突さに戸惑っただろう。

　たいていの場合，部門の業績など一個人の力でどうこうなるものではない。景気の動向はいかんともしがたいものであり，組織の中での個人の力など限られたものでしかない。さらにいうなら，最終的に経営の責任の所在は社長にある。だが，こうしたウラに秘めてしかるべき思いは，うつ病親和者にはない。

　他方，辞表提出は現実からの撤退という行動化である。いわゆる下田光造の疾病逃避反応であり，これを機に，彼は患者となり，さらに入院という庇護的な環境の中に撤退した。もはや尽力によって貢献することがかなわぬという現実は，彼の幻想を支えるものではなく，いったん切り離したのである。少なくとも結果的にみれば，合目的的な行動である。

　だが，現実を切り離すとき，そこに一瞬幻想が姿を現す。彼にとって，辞表を提出するということは，社会的な文脈を超えて，自己犠牲による対象への献身である。それは幻想的な他者に向けて差し出されたものであり，その前への主体の投げ出しである。現実的な応答は不可能である。

　当たり前のことであるが，辞表の現実の宛先は社長であり，「預かりおく」という回答は，至極妥当なものである。ただ，このとき，彼の現実水準の精神活動は停止している。「預かりおく」が幻想の水準で受け止められたとき，彼のむき出しになった幻想的一体感は一瞬潰えた。いたく失望させ，病に突き落とすものとして受け止められたのである。

　もっとも，これは病を終えようとしている時期に語り出されたことであり，彼がリアルタイムで経験したことかどうかはわからない。だが，確かに何かが起こったのである。それは一瞬，一体感の幻想の奥底に潜む分離のトラウマに突き抜けた。彼の語りには，この出来事の痕跡が，彼自身には気づかれていないまま，跡をとどめている。

出来事そのものは語りに解消されない。幻想の傷は「すすきにまじる芦の一むら」のように顔をのぞかせている。彼はそこに幻滅を籠め，そして封印し，現実に回帰していったのである。

　かりにうつ病者における一体感の幻想を，最も調和的な図形である円によってイメージしてみよう。主体は他者にぴったりとはまり込んでいる。だが，そのナルシシズムが維持されるのは，どこからか備給を受けている場合である。メランコリー親和型では，現実がその機能を担っていた。

　うつ病のナルシシズムは傷を隠し持っている。それゆえ，幻想のイメージである円は完璧なものではなく，歪みを内包している。本来は楕円が描かれるべきなのである[注7]。

　古代ギリシアより，天空の秩序の基本となるのは円であった。どれほど複雑な修正が必要になろうと，惑星の軌道は円によって計算されていた。コペルニクスでさえ，この円の呪縛から自由ではなかったのである。ティコ・ブラーエからケプラーにいたって楕円軌道が本来の姿として把握されるのは，ちょうど欧州で個が神の呪縛から解き放たれつつある時期に相当する。

　楕円の二つの焦点は，ナルシシズムが貫徹できない差分である。言い換えれば，分離の傷であり，うつ病者においては否認されている隔たりである。他者という一つの焦点に一体化するとき，その近傍にもう一つのみえない虚の焦点が開かれる。それは応答しない他者，死せる母として，うつ病者の幻想にひそかに内包されている。

注

（注1）Kretschmer の「分裂気質」が個体と環界のかかわり方を示す概念であるのに対し，「循環気質」はここに示したように，単なる記述概念になっている。Kretschmer の精神病理学は具体性に富み，記述が豊かなのではあるが，その反面，抽象度が低いのが特徴である。とりわけ循環気質に関しては，彼がシンパシーをもっているがゆえに，彼らの常識的な側面にしか目がいっていない。『体格と性格』を読めば，彼が循環気質に好意的であり，少しでも奇異で非常識な傾向があれば，その人物を分裂気質の側に押しやっていることがわかる。

（注2）うつ病のナルシシズムは一見他者本位にみえるため気づかれにくい。他方，先に示した Tellenbach の論評にみるように，西洋的社会の中でこうした自律性を放棄したあり方は異質性が高く，ネガティヴな価値を与えられている。堀有伸は一連の論考[5][6]の中で，うつ病のナルシシズムと日本文化の関連について示唆に富む見解を示している。

（注3）この点について津田均は，うつ病者は意外に「とりかえしがつく」と思っているという明察を示している[21]。

（注4）樽味伸はディスチミア親和型が「DSM-Ⅳの診断基準における大うつ病エピソードの基準を満たしうつ病と診断された」と記載している。大うつ病エピソードのクライテリアに適合することをもってうつ病とすることは，松浪克文が指摘するように[13]，うつ病論に混乱を招き入れるものであり，実際，「新型うつ病」などという浅薄な議論を巻き起こすことになった。実のところ，樽味自身，ディスチミア親和型は従来的な意味でのうつ病には該当しないとも述べている。

（注5）法に含まれる理不尽さを端的に示すのが，その庇護者であるヘブライの神である。

（注6）卑近な例としては，出張で発生したマイレージを返還させるような措置が挙げられるだろう。大した損失ではないが，こんなところまで管理するのだという意味で，心理的ダメージは存外大きいだろう。もっともマイレージ自体が数値化された剰余ではあるのだが。

（注7）楕円の発想は，芝伸太郎の執着気質に関する論文[16]に触発されたものである。芝はうつ病親和者の母子の関係に微小な亀裂をもたらす前エディプス的な父の審級が，献身と反対給付のループを回転させるとしている。

参考文献

1）Bleuler E：Die Probleme der Schizoidie und der Syntonie. Zeitschrift für die gesamte Neurologie und Psychiatrie 78：373-420, 1922.

2）土居健郎：うつ病の精神力学．精神医学 8：978-985, 1966.

3）土居健郎：オモテとウラの精神病理．荻野恒一編：分裂病の精神病理4．pp1-20，東京大学出版会，1976.

4）Freud S：Trauer und Melancholie. 1917（鷲田清一他監修：フロイト全集 16．pp273-293，岩波書店，2010）.

5）堀　有伸：うつ病と日本的ナルシシズムについて．臨床精神病理 32（2）：95-117, 2011.

6）堀　有伸：日本的ナルシシズムの罪．新潮社（新潮新書），2016.

7）木村　敏：いわゆる「鬱病性自閉」をめぐって．笠原　嘉編：躁うつ病の精神病理1. pp91-116，弘文堂，1976.

8) 北田暁大：メランコリーの崇高化／ジジェクの倫理（学）．ユリイカ 36（5）：117-133, 2004.

9) Kraines SH：Mental Depression and Their Treatment. The Macmillan Company, New York, 1957（大原健士郎・岩井　寛訳：うつ病の本態と療法．文光堂，1967）.

10) Kranz H：Das Thema des Wahns im Wandel der Zeit. Fortschr. Neurol. Psychiat 23：58, 1955.

11) Kretschmer E：Körperbau und Character. Springer, Berlin, 1920（相場　均訳：体格と性格．文光堂，1960）.

12) 松本卓也：労働と「うつ」――4つのディスクールと資本主義．市野川容孝他編：労働と思想．pp177-200，堀之内出版，2015.

13) 松浪克文：「ディスチミア親和型」と「現代型うつ病」．神庭重信・内海　健編，「うつ」の構造．pp74-98，弘文堂，2011.

14) Parfit D：Reasons and Persons. Oxford University Press, Oxford, 1984（森村　進訳：理由と人格．勁草書房，1998）.

15) Schulte W：Studien zur heutigen Psychotherapie. Quelle & Meyer, Heidelberg, 1964（飯田　眞・中井久夫訳：精神療法研究．岩崎学術出版社，1994）.

16) 芝伸太郎：内因性うつ病のエディプスコンプレクスへの接近と離隔．臨床精神病理 34（1）：69-77，2013.

17) 下田光造：躁鬱病に就いて．米子医学雑誌 2：1-2，1950.

18) 樽味　伸・神庭重信：うつ病の社会文化的試論――特に「ディスチミア親和型うつ病」について．日本社会精神医学会雑誌 13（3）：129-136，2005.

19) 樽味　伸：現代社会が生む“ディスチミア親和型”．臨床精神医学 34（5）：687-694，2005.

20) Tellenbach H：Melancholie. Zur Problemgeschichte, Typologie, Pathogenese und Klinik. Springer, Berlin, 1961. 2. Aufl. 1974, 3. Aufl. 1976, 4. Aufl. 1983（［第 3 版］木村敏訳：メランコリー．みすず書房，1978，［第 4 版］木村　敏訳：メランコリー改訂増補版．みすず書房，1985）.

21) 津田　均：執着気質と内因性気分障害――原義の執着気質とその意義を拡大する試み．臨床精神病理 34（1）：60-68，2013.

22) 津田　均：気分障害は，いま．pp46-49，誠信書房，2014.

23) 内海　健：うつ病の心理．誠信書房，2008.

24) 内海　健：さまよえる自己．筑摩書房，2012.

II

心理的アプローチ

第3章

精神分析からみた鬱病臨床
―パーソナルな覚書―

藤山　直樹

はじめに

　この論考は，1970年代の終り，操作的診断基準時代の幕開けの頃に精神科医となり，いまも精神科医として市中で保険診療の実践も維持しながら，国際的な資格を得た精神分析家として個人開業の精神分析実践を営んでいる人間の視点から，精神医学的な病気としての鬱病の臨床を考えてみたものである。

　現在私は，精神分析的実践（週4回以上の頻度の精神分析と週2回の頻度の精神分析的精神療法）を週20時間あまりと精神分析ケースのスーパービジョンを週6時間行いながら，保険診療外来での精神科一般臨床も週6時間，細々とではあるが続けている。新患も含め，おおよそ一日に25人程度の患者と会う。精神科医として私は，精神医学，とりわけ生物学的精神医学の最新の知見をまめに渉猟するようなことはないが，ある程度はカレントな学問

的流れをキャッチアップしようとしてきたし，新しい薬も使用する。おおざっぱにいって，ごく普通の精神科医として臨床をしているつもりである。

このように私はふたつの専門性を行ったり来たりして生きている。その行き来の体験のなかから，精神科医をはじめとするこころの臨床に携わる読者に向けて何か意味ある認識を拾い出すことができないだろうか。それがこの論考のねらいである。

ここでひとつお断りしておきたいことがある。いくぶん長くなるが，私からすると本質的なことなのでご容赦願いたい。鬱病をうつ病と書き表すことが定着しかけているが，私には疑問である。鬱という漢字が 1946 年に発行された当用漢字表に収載されなかったことをきっかけに，この用字法が始まったのであろう（そもそも当用漢字表も新仮名遣いも，私には日本語の美にとって敵対するもののように思えるが）。蔵書を調べてみると，1953 年から 1956 年にかけて刊行された Jaspers K[13] の『精神病理学原論 上・中・下』（内村祐之・西丸四方・島崎敏樹・岡田敬蔵訳，岩波書店）ではまだ鬱の字があたりまえのように使われている。その後の本ではうつ病という記載法は増えてくるが，かなり時代が下っても 1978 年に刊行された鬱病の精神病理学の古典，Tellenbach H[24] の『メランコリー』（木村敏訳，みすず書房）においては，鬱という字が使用されている。木村はおそらく「うつ病」と表記することに耐えられなかったのではないだろうか。

そもそも熟語をその一部だけひらかなに開く，「うつ病」「抑うつ」のような表記は日本語の用字法の伝統にそぐわない例外的なものである。たとえば，熟語，伝統を，熟ご，伝とう，と書いてみたら確実に違和感があるだろう。うつ病も抑うつも私たちがすでになじんでしまったから気にならないだけで，最初にその表記を見た人はきわめて不自然な印象を持ったはずであり，第二次大戦前の知識人層からすれば恥ずかしい表現とされたに違いない。

さて，鬱という漢字は 2010 年の常用漢字表についに収載された。つまり，新聞や雑誌で普通に使ってよい漢字に入ったのである。鬱をあえて「うつ」と書く合理的理由はもはやどこにもない。鬱という字の含むある種の重さの感覚を嫌うせいか，「うつ」という軽い表記は生き残っている。だが，日本の精神科医が未だに日本語の伝統に反して「うつ病」といった表記を続けるこ

とは，日本語で私たちが臨床を営んでいること，日本語の意味的伝達だけでなくその審美的側面もまた臨床でのコミュニケーションの重要な要素であることを考えるとき，きわめて疑問である。

このような考えにもとづいて，この論考で私は鬱病，抑鬱という表記を用いることにする。

1．鬱病と精神科医としての私——その歴史

この論考を始めるにあたって，まず私が精神科医として鬱病をどのようなものとして考えてきたか，その個人史を明らかにしたいと思う。それを前提にしない限り，精神医学的な鬱病の臨床のなかに精神分析というものが現在の時点で占める位置を，私がどう考えているかに触れることは難しい。以下，きわめてパーソナルな認識を語るので，必ずしも標準的な大多数の精神科医の経験とは一致しないかもしれないことをお断りしておく。

A．内因精神病としての鬱病

私が精神科医になった1970年代の末，鬱病は内因精神病としての「躁鬱病」のカテゴリーのなかにあった。入局した医局では西丸四方先生の教科書[17]が推奨されており，それは基本的に Kraepelin E の図式[16]にもとづいていた。そこでは鬱病は「心因」から遠い未知の生物学的原因，個人の生物学的基盤のあらわれとしての「内因」性の病気であった。それは精神療法のような心理的交流によってこころにアプローチする手段の側から見れば，手の届かない遠い星のような領域に存在した。この時代，まだ私は精神分析には近づいていなかったが，近づいていたとしても「精神分析は鬱病には手が届かない」と思ったであろう。

そこにあったのは，鬱病が精神分裂病（スキゾフレニアはまだこの名前で呼ばれていた。もっともその医局ではシゾフレニーと呼ばれていたが）とは対照的に「予後良好」で「欠陥を残さず自然に治癒する」病気である，という認識であった。だから，私たちが教えられたのは，患者に必ず治ることを

保証して休養をとらせ，必ず治るのだからと自殺や人生上の大きな決定も先延ばしさせて，イミプラミンなどの抗鬱薬を中心とする薬物療法を行うことであった。

　思い返してみると，私の精神科医としての出発はかなり例外的なものであった。研修していた機関の事情によって，研修医になって半年のうちに数十人の外来患者を担当することになった。その頃のことを思い出しても，自分の受け持った鬱病患者がそんなに治りがよい患者ばかりであったわけではない。かなりの程度膠着した経過をたどった患者を何人も思い出せる。だから，この「治癒の保証」「休養」「先延ばし」「薬物療法」という楽観的な臨床スタンスがほんとうに正しいのか，疑問に感じる余地は当時でさえ十分にあったはずである。しかし，私はその当然の疑問をほとんど気にとめることはなかった。私は，というより私たちはまだ Kraepelin の呪縛のなかにいたのである。

B．DSM の襲来

　そこに黒船のように DSM がやってきた，というのが私の実感である。DSM はそれほど圧倒的な存在感があった。1982 年に勤務先が変わったことも関係があるが，1980 年公刊の DSM-Ⅲ[2] は大きく私の鬱病観を揺るがした。「内因性」というような原因論が捨象されている診断基準であること，そして精神病像のある感情障害（DSM-Ⅲでは気分障害 mood disorders でなく感情障害 affective disorders という言葉が採用されていた）が認められ，いままで非定型精神病，場合によっては精神分裂病といった診断を受けかねなかった，精神病症状をもっている患者の多くが感情障害のなかに収納されたこと，そして抑鬱神経症や神経衰弱といった診断を与えられていた軽症で持続的な抑鬱を示す患者の一部も感情障害に含み込まれたこと，こうしたことのすべてが鬱病診断の拡大につながった。鬱病と診断される患者が私の身のまわりに大幅に増加したように感じられた。

　その一方で，DSM-Ⅲで鬱病（正確には大鬱病 major depression）と診断される患者は，以前の「内因」時代の鬱病の患者と比べてより異種性を帯びることになった。以前は，睡眠時間の短縮，食欲低下や体重減少，日内変動と

いった生気的症状を重視して鬱病の診断がつけられたものだったが，いまや
そういうものは診断にとって必須ではなくなった。やがて広瀬[12]の「逃避型
抑鬱」を嚆矢として非定型な鬱病像が注目を浴びるようになり，重症感のな
い患者，そのくせ長く医者のもとを離れない患者が増えてきた。「内因」を感
じさせない患者たちが確実に前景に立ってきたのである。

C.「こころの風邪」とSSRI

　そのうちいつ頃からか，鬱病を「こころの風邪だ」と唱道する専門家が出
現しはじめた。これは「内因」時代の「治癒保証」ときわめて類似の考え方
であり，鬱病を人生の本質とはかかわりのないこころの外部からのできごと
だと考え，通常の心的できごととは違っていまは大変でもいずれは風邪のよ
うに跡形もなく治ってしまう事態，患者の人生のその後にほとんど爪痕を残
さないエピソードだと見なそうというメッセージを含んでいる。極度に楽観
的な見解である。そうしたスタンスにおいては，患者は，風邪のようなしば
しば誰もが経験する可能性がある（これはある程度事実であろうが）『たいし
たことのないできごと』だと医者に告げられることになる。とりあえず，当
面楽になる薬さえもらえれば，あとは自然に治るんだからだいじょうぶ，と
患者は考える。こうしてその当面楽になる薬だけを精神科医に期待する患者
が増えることになった。このような医療の傾向について，疑問もかなり提起
されてきている。なぜ，一方で「内因」性が鬱病概念，ひいては診断と治療
から影を薄くしてきたのに，片方でクレペリン的な「予後のよい内因性の病
気」としての鬱病概念にもとづいた「こころの風邪」という主張がはびこっ
たのか，私には謎としか言えない。そう考えておけば楽だという医者と患者
との無意識的共謀さえ感じさせるし，製薬会社の陰謀なのではないかという
妄想も頭をもたげる。

　いずれにせよ，このキャンペーンの結果として精神科外来に鬱病患者が押
し寄せるようになった。彼らが欲しいのは抗鬱薬であり，自分の生き方の変
化など考えてもいない。精神科医も「風邪」であれば患者の人生について思
いめぐらさなくてもよい。このようにして「こころの風邪」というメタファー
は鬱病臨床をお手軽なものにし，脱人間化してしまった。そしてまさにその

頃登場した，その状況にぴったりなツールがSSRIであった。副作用が少な
く，効果が早く出現する。それは，風邪をひいても仕事を休養しないで解熱
薬を飲んで働くことと類似した，鬱病との手軽なつきあいかたを促すことに
なった。鬱病を「うつ病」と書きたがる傾向も，この「軽さ」を求めたい気
持ちと深いところで関係があると私は思う。

　だがそれほど鬱病はお手軽な事態だろうか。私の精神科医としての臨床的
観察では，鬱病患者はその人の生き方の無理や歪みとかかわって発症してい
るように見えることが多いし，治った後あまり状況の変化がなかったように
見える人においてでさえ，人生を主観的に体験する感触が微妙であったとし
ても決定的に変化していることが少なくない。病気が重く，やっとのことで
そこから抜け出すことができた人の場合，そして病気によってさまざまなも
のを喪った患者の場合，なおさらそうであるように思う。

　SSRIが導入されて，確かに治療の滑り出しは楽になった気はする。副作
用が少ないので，患者に薬を飲ませることに苦労をしなくなった。治療を始
めてすぐにある程度症状が軽くなる患者は増えた。この薬は切れ味がよい，
と感じたケースも確かにあった。しかし，本質的にそれらの薬が患者を治癒
に導く力はそれほどでもない，と私はやがて気づくようになった。

D．認知行動療法，リワーク

　その頃，認知行動療法が海外で成果を上げていることが聞こえてきた。に
わかには信じられなかった。私が「内因性」概念にまだ縛られていたからで
あろう。内因性の事態にそれほど容易に心理的な介入が届きうるのだろう
か，と考えたのである。

　精神分析の領域では，内因性と呼ばれる事態について，有効な薬物療法が
広まる1950年代まで英国対象関係論や米国対人関係論は果敢に切り込んで
いた。重症の通常の会話が成り立ちそうもない統合失調症の患者に対し，
Bion WR[4]，Rosenfeld H[19]などが精神分析を試み，米国でもSearles HF[22]ら
が何らかの成果をあげていたことは事実である。そして，Freud自身も，彼
が『喪とメランコリー』[8]で提起した鬱病心性についての卓越した見解（これ
については後で述べる）の根拠となる臨床経験をすでに1910年代に持って

いた。だが，そうした事例が縦断的に回顧されて転帰を検討されたわけでは
ないし，実証的な検討がされたわけでもない。また，彼らの実践は精神分析
的精神療法ではなく，すべて精神分析であり，週5回，6回も1時間近いセッ
ションを持つといった高頻度高密度の実践である。個人の相当に深いところ
を揺すぶることもありうる臨床介入であり，それによって，「内因性」と考え
られる事態に何らかの変容が起こることも不可能ではないかもしれないと私
は考えた。一方，認知行動療法のような頻度の少ない，人間の主体性の根幹
を揺すぶることのなさそうな実践で，「内因性」の事態である鬱病が動くこと
は起こらないように思われた。私はこのとき，認知行動療法の有効性を，
DSM で診断される鬱病が古典的な「内因性」鬱病より相当に広い範囲をカ
バーしていることに認知行動療法の効果の理由を求めた。しかし次第に，だ
としてもいま目前にいる鬱病患者が「本来予後のよい内因性の病気」を患っ
ているということももはや事実とは言えないのではないか，と考えるように
なった。

　そのうち，鬱病のリワークプログラムというものが注目を集め始めた。急
性期を脱した鬱病患者のリハビリテーションとソーシャルスキルの向上のた
めのこうしたプログラムが，私の周辺に幅を利かせ始めた。私個人はそうし
たものに患者を紹介することはほとんどなかったが，いずれにせよ，このよ
うなものが必要になるということ自体，「こころの風邪」「予後のよい内因性
の事態」といった概念では鬱病が扱い切れないことを意味するものだった。
そして同時に，臨床的関心が患者の社会的領域，就労の側面に向かったこと
が注目されるべきだろう。個人のプライベートで親密な領域でのできごとを
捨象することが鬱病，抑鬱といった現象の重苦しい側面を回避して「うつ病」
という言葉で軽く扱うような方向であるとしたら，これまた「こころの風邪」
キャンペーンと重なるもののように感じられてきた。

E．双極性への着目

　この頃から次第に双極性（bipolarity）という概念への着目が広まってきた。
すでに 1970 年代から軽躁と鬱の循環を特徴とする双極II型への着目がアメ
リカではなされていたが，このことは双極性という概念の持つ含意が再発見

されつつあるということでもあった。その流れのなかで，Akiskal HS[1]，Ghaemi SN[11]，Angst J[3]といった人々がそれぞれ若干ニュアンスは違うものの「双極スペクトラム」という概念を提出し，いわゆる鬱病の患者のなかに双極性のニュアンスをもつ病理が少なくないことがあぶり出されてゆくことになった。いったん躁鬱病が単極鬱病と双極障害のふたつの病気へと解体された動きが再び揺り戻しをこうむって，双極障害のなかの双極性の程度の少ないものが単極鬱病にすぎないのではないか，と捉えるような，気分障害をひとつのスペクトラムとみなす考え方が復活してきたわけである。

　このことにはおそらく，気分安定薬のエビデンスがきわめてしっかりしたものになったことが背景にある。薬物の効果が明瞭な双極障害はある意味，医学的モデルで明瞭に対処しやすい病態であり，医師たちを患者の人生や人間性を棚上げできると考える方に傾ける。確かにいままでパーソナリティ障害と考えられていたケースに双極Ⅱ型，双極Ⅲ型の診断をつけることによって気分安定薬を投与された患者が，劇的に医学モデルの範疇で扱いやすくなる経験を私ももってきた。このようなわけで，常に双極性というものを念頭に置いて患者を診ているうちに，私の精神科臨床での気分安定薬の使用頻度はこの10年，確かに増大していることは事実である。

Ｆ．予後のよくない病気としての鬱病

　一方，鬱病が「予後がよい病気である」という神話は崩壊した。すでに述べたように抗鬱薬，とくにSSRIが喧伝されるほど効かないのではないか，という感じを，私はすでに今世紀になる直前の頃から抱いていた。つまり，「治癒の保証」「休養」「先延ばし」「薬物療法」によってあっさりよくなるというモデルに疑問が出てきたのである。

　その疑問に対して大きな示唆を与えてくれたのは，NIMHの潤沢な資金を投じて行われた大規模（n＝3671）な抗鬱薬の追跡効果研究であるSTAR*D[20)25)26)]（Sequenced Treatment Alternatives to Relieve Depression）である。一言で言って，抗鬱薬を使い，その効果を見ながら薬物変更や増強療法を繰り返すという，実際の合理的な臨床に近い手続きで患者をフォローした研究である。そこでは，抗鬱薬によって寛解に至る患者は全体の半分にしかすぎ

ず，抗鬱薬2剤を試しても1年間寛解を維持できる患者は25%しかいないということが明確になった。

　また私は以前から，軽症の鬱病に対して薬が必要なのか，という疑問を持っていたが，最近では軽症の抑鬱に対して，抗鬱薬の効果がプラセボに優越していないという見解もかなり多く提出されている。つまり，抗鬱薬投与は軽症抑鬱患者の治療にとって必ずしも意味を持たない。生活上の相談に乗ってやり，患者とよい関係を維持するように支えていくことだけでも，抗鬱薬投与と同等かそれ以上の効果がある可能性があるということである。

　たとえば現在最も標準的な教科書である『Synopsis of Psychiatry』[21]（11th ed.）をみても，「鬱病は良性の疾患ではない，慢性疾患である」「しばしば統合失調症にくらべて予後がよいと考えられてきたが，患者に大きな犠牲を強いる疾患である」と記述されており，鬱病が「予後良好」で「風邪のように」あっさり治る病気であるというイメージはすでに教科書のなかからは払拭されてしまった。私が学生のときや研修医のときに読んだ教科書とは大違いなのである。実際，私の外来にも，なかなか医療を離れがたい患者がたくさんいる。ガイドラインを守り，標準的な治療を行っても寛解に達しない患者たちである。

　こうした患者に対して，最近インテンシブな長期の精神分析的精神療法もしくは精神分析が有効であるというエビデンスが示されてきた。その代表的なものとして，2015年にWorld Psychiatry誌に掲載されたタビストッククリニックでの効果研究，いわゆるTADS（Tavistock Adult Depression Study）というプロジェクトの成果[6]をみてみよう。この論文では，129名の治療抵抗性鬱病患者において，ランダム割り付けで（分析治療が向いているかどうかを問わずに割り付けられたということ）精神分析的に扱われた群が精神分析的実践を含まないコントロール群に比べて治療終了時の完全寛解率，治療終了後2年，2年半における部分寛解率において顕著に大きな優位を示した。通常の治療で治療困難と考えられた症例の長期精神分析的精神療法が，意義のある持続性のある成果を生みだすことが，綿密な研究デザインをもつ研究で確実なエビデンスを生み出したことは，精神分析実践が治療終了後も効果を発揮し続けるタイプの実践であることを裏書きしている。

精神分析的実践が現時点において，実際の鬱病臨床に役に立つのはおそらくここのところだろうと私は思う。難治で動かしがたい患者を単に治癒に結びつけるだけでなく，パーソナリティの改変の結果として長期の適応を改善することで鬱病の再発を防ぐ。実際，私自身も後述するように，そうしたなかなかよくならない症例において，精神分析的精神療法を患者に供給することによって良好な結果を得ている。それは，この稿の最後に呈示する症例が示してくれるだろう。

2．精神分析は鬱病にどうかかわるのか

私がどのようなときに精神分析的実践を鬱病臨床に導入することを考えるかは，いままで書いてきたことでおおよそ伝わったかもしれない。基本的に，一般的な精神科臨床でなかなかうまくいかない膠着したケースが対象になる。このような症例に対して TADS によってエビデンスが示されたことを上述したが，その事実は精神分析家の私としてはまったく意外なことではなかった。認知行動療法で動くものであれば精神分析で動かせないということはありえないし，精神分析であれば，患者の環境への適応のパターンを本質的に変化させることによって，寛解後の人生での躓きとそれをきっかけとした再発を防ぐだろうと感じるからである。

このような理解が可能になるのはなぜかを説明するために，まず精神分析とは何であるのか，そして精神分析が鬱病をどのように考えてきたのかを手短に説明しておく必要があるだろう。

A．精神分析とは何か

精神分析は日本に全く定着しなかった。欧米の精神科医の臨床においては，精神分析とまではいかなくても精神力動的な視点は一般臨床のなかに大きく息づいている。とくに北米では際立っている。それは，1960 年代まで20 年近く，北米の精神医学の教授のほとんどが精神分析家であった時代に若い時期を過ごした世代に，その後の世代の精神科医が指導されてきたからか

もしれない。アメリカに限らず多くの国で，欧米のみならずアジアにおいても力動的視点での精神療法の経験が専門医取得の要件として研修医に与えられている。精神医学的面接が人間と人間の交流であり，通常の医学的面接とは違うものだという基本的事実をまず叩き込まれるところから精神科の研修が始まる国と，医学モデルで記述的に患者を理解することしか教えられず，薬物療法だけに特化した外来で多くの患者が扱われる国との差異は大きい。

　もちろんどこの国も精神分析家がそれほど多いわけではない。精神科医の数よりはるかに少ない。精神分析家の訓練は時間とコストがかかる。また，そもそも精神分析は精神医学の一分野ではないので，非医師の精神分析家も少なくない。Freud が創始した IPA（International Psychoanalytical Association）に属する精神分析家は，全世界に 12,000 人あまりいる（IPA に属さない団体で精神分析家として認定されている人たちも数千人規模でいるだろう）が，分布は相当に偏っている。アジアには基本的にきわめて精神分析家が少ない。全部で 300 人に満たない。そして日本には 30 人程度である。日本以外の先進国と日本では人口比で 100 倍から数十倍程度の違いがある。たとえば，日本では 1 億人以上の人口に 30 人程度しか IPA 認定の精神分析家がいないのに対し，アメリカには 3 億人に対して 3,000 人以上おり，イタリアには 6,000 万人に対して 900 人いる。このような事情のため，日本の市民にとって，精神分析家は諸外国の場合よりずっとなじみの薄い存在である。それは精神科医にとっても同じである。精神分析がどのような実践でどのような理論体系を持っているのかを知らない精神科医がほとんどだろう。精神科医の先生方と話していて，おそろしく歪んだイメージを精神分析に対して持っている方も少なくないと私は感じている。したがってまず，実践としての精神分析・精神分析的精神療法がどのようなものであるかを前提として述べておく必要がある。

　まず前提として重要なこととして，精神分析はもともと精神医学の一分野ではなく，精神医学が体系的な形をなそうとする時期に独立に誕生した固有のディシプリンだということがある[10]。創始者の Freud は精神科医でなく神経内科医であり，大学で神経解剖や神経生理を研究していたが経済的理由で開業した。そこでおびただしいヒステリーの患者たちと出会ったことで，

こころと身体をつなぐ媒介項としての無意識の存在に開かれていった。その
ことをきっかけに、彼は精神分析という、こころに対する新しい実践と理論
の体系を切り開いた。Freud がそのような前進をしていたまさに同時期に、
Kraepelin は正統的精神医学の明確な体系をはじめてかたちづくった。それ
以来、精神分析は精神医学とたがいに影響しあい、場合によっては連携しあ
い、場合によっては反目しあって進んできた。ある時期から、精神医学はそ
の実践に際して、精神分析や精神分析的精神療法を利用してきた。

　創始されてからこの 100 年以上のあいだ、精神分析はさまざまな病態に対
して実践を試みてきた。しかしそれはいわゆる医学モデルにもとづいた治療
ではない。つまり、病態生理や病因論にもとづいて、この病態に対してはこ
のように治療する、というような形で治療の戦略を立てるわけではない。基
本的に精神分析はどのような患者に対しても同じように実践する。さらに、
患者が何かの精神医学的問題を持っていようといまいと、精神分析から恩恵
を受けることができる。だからこそ、分析家になろうとする訓練生も精神分
析を体験することで何かを得ることができるのである。精神分析は患者の病
態に働きかけるのではない。精神分析過程という特殊な間主体的事態を患者
が体験することを通して患者のパーソナリティの本質的変化が生じ、非現実
な適応戦略が放棄され、よりゆとりをもって生きていくことが可能になるこ
とを精神分析は目指す。そうしたことの結果の一部として、患者は病的症状
から解放されるのである。言い換えれば、精神分析過程のなかで患者が自分
自身の切り離していた部分と出会い、情緒的体験をフルレンジで体験する機
会をもつことによって、その防衛的に硬直した内的世界が緩み、心的な再組
織化が進んでゆく。同時に自らの人生の歴史を十分な情緒とともに全体的に
語ることも可能になる。このようにして、より十全に、そしてよりパーソナ
ルに自分自身の心的世界とつきあえるようになることを通して、患者は部分
的にせよ、新しい自分、新しい人生を獲得する。病気が治るのはその結果に
過ぎない。

　具体的にどのようなことが行われるかと言えば、分析家と患者とは定期的
に 50 分もしくは 45 分のセッションを繰り返す。精神分析の場合、セッショ
ンは週 4 回以上（別々の日に持たれる）有料で持たれる。分析家はせいぜい

一日7〜8セッションしか仕事ができないから，ある程度の額の料金を請求しなければ生きていけない。精神分析的精神療法と呼ばれるものは，週1回から3回までのもう少し頻度の少ないものを指す。いずれも期限は定まっておらず，終結までに通常数年，数百から千を超えるセッションが積み重ねられる。精神分析では患者は寝椅子に仰臥し，こころに浮かぶことをすべて話すことを要請される。精神分析的精神療法の場合は対面の設定も用いられるが，要請されることは同じである。精神分析家は自身が訓練の必須要件として精神分析を受けており，その経験によって実感的に精神分析が分析を受ける者に何をもたらすかを知っている。分析家は患者から見えないところに座り，話題を持ち出したり変えたり，あるいは助言したり保証したりといったことをしない，受身的で中立的なスタンスに立ち，その時間を過ごす。

　患者の話の内容の無意識的側面を読み取ることや，外傷的な記憶を想起するように患者を導くことが精神分析家の仕事だと誤解されていることが多いが，そうではない。大事なことは精神分析過程という特殊なできごと[9]である。分析的設定のなかで受身的中立的なスタンスでそこにいる分析家とのあいだに，患者は独特の事態，できごとを生み出してくる。分析家が最も重視し取り組もうとするものは，そのできごとである。それは一面では患者の固有の過去や現在の再現と考えられるものであり，ある意味では患者の内部の心的世界の劇化とも言えるものである。そうした独特のできごとの登場人物として分析家は組み込まれる。分析家はその事態を情緒的体験として体験し，それを通じて患者の内的世界，無意識の世界に思いを巡らせ，そこで生まれた患者の内的世界についての理解を患者に伝えていく。この過程を通じて，患者の内的世界は少しずつ変容してくる。

　言い換えると，そこには主に乳児的なコミュニケーション様式が作動している。乳児は言葉や表象的思考の力をもたない。しかし，泣きわめく乳児のそばでたいていの人，とりわけ母親は確実に強い情緒的体験を抱いて落ち着かなくなる。このことは，乳児が自らの不安や不快や苦しみを直接に母親に体験させることによって母親にコミュニケートしていると考えることができる。分析過程のなかでは，そのように患者の一部（たとえば激しい怒りや無力感や抑鬱におののく自己，患者を攻撃し迫害する対象）を分析家自身が身

をもって体験することが起きる。実際，腹を立て，絶望し，落ち込み，患者に対して批判的になったり軽蔑したくなったりする。こうしたいろいろな情緒に圧倒されそうになりながらも持ちこたえ，そこから患者についての考えを紡ぎ出すことが分析家の仕事である。その考えは折に触れて患者に伝えられることもある。こうした過程[4]を通じて患者は自分のなかのさまざまな側面が分析家のなかで変形されてゆく過程に立ち会い，変形されて考えられる形を持つに至った自分の一部やその変形の過程自体を内在化することによって，人格の諸部分が変容されてくるのである。

B．精神分析は鬱病をどう考えてきたか

精神分析が鬱病もしくは抑鬱の問題に取り組む端緒は，Freud によってまず開かれた。実際のところ，精神分析におけるほとんどの論点は Freud が提出したと言ってよい。その後の分析家たちはその論点に対して，この100年以上対話を繰り広げてきたが，鬱の問題もその論点のひとつである。

Freud[8]は『喪とメランコリー』（1917［1915］）において，人が重要な何かを喪失したときの体験について，正常な抑鬱と病的な抑鬱を対比させて論じるところから出発した。「重要な何か」とは，必ずしも特定の人物であったり，何らかの物であったり，組織であったりするとは限らない。たとえば自分が昇進したことによって，「上の人のことを聞いて仕事をしておけばすべてがうまくいく」という状況を失ったときにも人は抑鬱になりうる。すべての人生上の移行においては，喪失の要素が含まれているのである。

重要なものを喪失するとき，人は当初その喪失を受け入れきれず，知的には喪失を認識していても喪失した対象に愛情を注ぐことをやめられない。しかし，正常な喪の過程においては，徐々に彼は対象から愛情を撤去し，そのあいだに苦痛な抑鬱的感情を体験するにしても，最終的には再び自由に愛情を現実世界の別の対象に向けることができるまでになる。だが，鬱病（Freud はメランコリーという用語を使っている）の場合，その過程はスムーズに進まない。Freud は，正常な喪における抑鬱にはみられない自己評価の低下が鬱病では生じていることに着目した。そのときに生じる自己非難をよく観察してみると，それが本人の特徴というより喪失した愛情対象により当ては

まっていることに彼は気づいた。つまり，患者の自己非難，自己卑下は実は失った対象への攻撃を意味しており，患者は自分と対象の区別をつけることができていない。言い換えれば，患者は対象とナルシシズム的に同一化しており，対象を喪失した事実を否認している。こうして自我の一部が他者性を帯びてしまうことを「自我に対象の影が落ちる」とFreudは詩的に表現した。その対象に同一化した自我の部分を，自我の別の部分が批判し攻撃するありさまが鬱病だということになる。

Freudはナルシシズム[7]という，この論文を書く直前に到達した概念を使って，対象へのナルシシズム的な喪として鬱病を概念化した。ナルシシズム的ありかたを超えていない個人において，対象喪失は鬱病を生むのである。このことを日常的な言葉で言えば，大切な対象を失ったことを，自分とは別のひとりの人物の喪失として認識したうえで十分に悲しめないということである。鬱病患者は無意識的に喪失を否認して対象を万能的に取り込む結果，自分に攻撃的なものを向けるというシステムに嵌まり込んでいるとFreudは考えた。

この十全に悲しめないこととしての鬱病というアイデアは，その後の精神分析の歴史で展開していった。精神分析のなかで抑鬱がどのように考えられてきたかを細かく追うことは，この論考の目的とそぐわないので，私がそのなかで最も重要な貢献だと考えるものについて語ろうと思う。

Klein M の抑鬱ポジション[14]（depressive position）と妄想 – 分裂ポジション[15]（paranoid-schizoid position）という概念は，そうした貢献のなかでも最大のもののひとつである[18][23]。彼女は人間の心的な作動様式として，よりプリミティブな妄想 – 分裂ポジションとより成熟した抑鬱ポジションを抽出した。すべての人間はそのふたつの様式を絶えず揺れ動きながら生きている。しかし，個人によってどちらかが優勢になるかはある程度決まっている。妄想 – 分裂ポジションにおいて，対象はよい対象と悪い対象，そしてさまざまな機能とで分裂している。そこでは，よい対象を喪失しても万能的に再創造することができると体験されており，喪失という事実は否認され，償いの責任は発生しない。そのとき他者は機能を果たすだけの存在であり，真の意味で人間として思いやられることはない。一方，抑鬱ポジションにおいて対象

はひとりのまとまった人物であり，よい部分と悪い部分を両方持っており，それとかかわるにはアンビバレンスを持ちこたえる必要に迫られる。対象を失うことは，喪の過程をともない，対象を自分が壊したら責任をとって修復しなければならない。

　たとえば，いままで頼りにしていた主治医が無理解だと感じた場合，妄想－分裂ポジションで作動する患者は，あの素晴らしかったセラピストが同時にこんなに悪い部分も持っていたのだと認識することができず，最初から悪いセラピストが自分を騙していたのだと考え，セラピストを攻撃したり，治療から去ったりする。彼らは永遠の現在にいると言ってよい。それは，全体的なひとりの人間としての治療者とかかわる抑鬱ポジションにある患者が，かつてあれほどよかった主治医がいまや悪い側面をもっていたことを認識し，完全によかった主治医が喪われてしまったことを悲しみ，そこに歴史生成的なストーリーを紡ぐことができることとは対照的である。

　この理論では，鬱病という病気は，抑鬱ポジションで機能しているこころ，喪失や変化を十分に悲しむことができるこころには生じない。喪失を否認して万能的にすべてを再創造するという空想のなかにいる妄想－分裂ポジションで機能しているこころが，それが現実に達成できないことにもとづいて怒り，その怒りを自分（ナルシシズム的に同一化した対象）に向けることによって鬱病に陥る。このことは逆説的に見えるかもしれない。

　十分に悲しめないこと，分離の事実を受け入れられないことという人間的事態から鬱病という病理を説明することが精神分析の主張である。つまり，鬱病という病気は悲しみを味わうことの不全という，ひとつの人間的事態の産物としてみることが可能になる。このことによってはじめて，こころを使った治療で鬱病が動くという事実が説明しうるだろう。

C．鬱の精神科臨床に精神分析はどうつながるか

　では現実の鬱病の精神科臨床に精神分析的実践や精神分析的な考え方をどのように生かしていけるだろうか。いまの日本の現状に照らして，私なりに考えてみたい。

[1] 精神分析的実践の供給

　最も具体的な意味で役に立ちうる道筋は，上述した難治で膠着している鬱病患者に対する精神分析もしくは精神分析的精神療法（このふたつをまとめて精神分析的実践とここでは呼ぶ）の供給であろう。これによって，患者が治療の膠着を脱出し，病気から回復することを援助するだけでなく，新しい生き方への発見にもつながりうることは間違いないし，その効果には相当の永続性がありうる。日本の精神科臨床で，このタイプの実践が活用できれば患者には大きな恩恵がもたらされるだろう。だが，ここで問題なのは，通常の精神科臨床の設定は精神分析的実践に必要な要素が大幅に欠けているという事実である。

　日本の通常の精神科外来精神科臨床では，短時間にたくさんの患者を扱わざるを得ないのが実情である。精神分析的実践は一定の時間を安定して供給することができないと不可能である。一週間の決まった曜日の決まった時刻に１時間近い時間のセッションを定期的かつ計画的に，しかも無期限に治療が終わるまで持つことができる状況にないと，精神分析的実践は開始できない。安定して開始と終了の時間を確保することは，通常の外来ではなかなか難しいだけでなく，医療経済的に言って，１時間近い時間を保険診療で請求できる金額でひとりの患者のために空けることは大きな犠牲を医師に強いることになる。これは医師の側に治療の最初から強い情緒的負荷をかけ，精神分析的実践で最も重視される治療者側の中立性の維持をきわめて難しくする。やはり，自費診療や予約料の請求といった通常の保険診療以外の料金徴収が必要になるだろう。

　さらにもっと重要なことがある。精神科医がふつうは精神分析的訓練を受けていないという事実である。精神分析的実践には前提として精神分析的な訓練が必要である。訓練のない治療者が精神分析的実践を行うことは，きわめて危険なことである。精神分析的状況は強い情緒が負荷されたポテンシャルの高いものである。その特殊な対人的状況はきわめて生産的でありえるものだが，生産的な人間関係が多くの場合そうであるように，たいへん破壊的なものももたらす可能性がある。それはまさに結婚がそうであることに似ている。

このように日本の精神科臨床には，時間枠の構築が難しいことと治療者の訓練の不備という，精神分析的実践に向けてのふたつの困難が存在する。それを乗り越えるには，いくつか方法がある。

まず考えられるのは，精神科医が訓練を受けた精神分析家やセラピストに患者を紹介し，自分は主治医としての機能を果たし続けるという道である。その患者への治療的働きかけのうち精神分析的実践だけを専門家にゆだねるのである。それ以外のさまざまな医学的管理，書類作成，主治医としての説明責任，薬物療法，家族や職場などの環境の調整といったことはそのまま引き受け続けなければならない。この場合，できれば自分の属する医療機関の外に紹介した方が，患者，主治医，分析的治療者の誰にとってもある種の独立が保てるので治療的に好都合であろう。同じ医療機関で行う場合，精神分析状況で自生的に展開する特殊な過程に立ち入らないで，外側から状況を抱えるというデリケートなスタンスが必要になる。医師は医療機関のなかで他の職種より権力をもちやすいので，多大な配慮が必要になる。

もうひとつの道は，精神分析的実践を行うことが可能な設定を構築し，自分で，誰かの指導（できれば個人のスーパービジョン）を受けながら精神分析的実践を試みるという道である。設定の構築には周囲の同僚との粘り強い交渉を必要とするだろうが，指導者に恵まれるなら，その後精神分析の専門家にならないにしても，対人交流のなかで人がその本質的なものを露呈して変化させるところに立ち会うことは，精神科医の仕事を続けるうえで貴重な体験となるだろう。

[2] 精神分析的理解で鬱病を捉えること

たとえ，精神分析的実践を供給しないときでも，精神分析は鬱病の精神分析的臨床に寄与する。それは，歴史をもち，無意識をもつものとしての，全体的な人間理解を精神科医に供給するからである。単に表面の症状をみて，この人は尊大な人だ，と考えるのと，この人は子どもの頃に母親との関係によって無意識的にものすごい卑小感をもっており，それを代償するために気づかずに尊大になるのだ，と考えるのとでは，その患者に対する態度に大きな違いが生じてくる。前者の態度にとどまれば，患者への関心はたやすく途絶え，患者を簡単に見放してしまう可能性もある。

精神分析が精神医療に及ぼす利益は実は，こちらのほうが大きいかもしれない。鬱病を単なる症状，単なる病気としてみるのではなく，歴史や無意識的な部分の力を含み込んだ人間的事態だと考えることは，生物学的病因論と決して相容れないものではない。それはひとつの現象を複眼視することである。精神科臨床が還元主義的に主に薬物による「脳の内科」的な作業になったとき，患者は症状には対処してもらえても，医師を頼りにすることも理解者だと感じることもできない。そうなると患者が医療のなかにとどまることは，彼がわずかにでも治療の有効性を疑う局面が訪れればすぐに難しくなる。そして，精神科医の仕事としての醍醐味も薄れてしまうだろう。精神科医は，患者の人間性と人生をまるごと視野に置かなければ，やりがいのある仕事にならないと私は思う。そのとき，患者の人生を俯瞰する視点を与えてくれるという点において，精神分析はたいへん強力な道具になるはずである。

3．症例の呈示

　ここまで，鬱病の臨床における精神分析的視点の有用性について述べてきた。鬱病患者を分析的に取り扱うことと，分析的視点で鬱病を理解することで一般の臨床状況を円滑にすることである。ここでは前者，すなわち鬱病患者に精神分析実践を適用した二症例を提示してみよう。患者の生き方の中核にまで及ぶ精神分析の力が実感できると思う。

Ａ．症例「写真立て」
　最初の症例は，精神分析的な交流がこころのなかの凍りついた喪の過程を融かして生産的な動きが生じることにどのように寄与するかを示すものである。人間が自分の人生を自分のものとして掴まえ直すことの意義，そのときに喪失に向き合うことの必然性というようなことを考えさせてくれる，ある種，奇跡のような瞬間に立ち会えた感覚を持った症例である。

　患者は，長期間持続する抑鬱気分，ほぼ完璧な冷感症，生活のすみずみに

いきわたった不毛で空虚な感覚，ほとんど人格の一部になった慢性の希死念慮，複数回の自殺企図といった症状をもつ高学歴の専門職につく40代後半の離婚歴のある女性である。

　30代前半より何人かの精神科医が断続的にかかわっており，数年間詳細不明の心理療法を受けたこともあった。現在の主治医とはもう3年ほどつきあっていて，その紹介で私のところにたどり着いた。記述精神医学的には遷延した鬱病，もしくは鬱の不完全寛解の状態があり，離人症，パーソナリティ障害の診断も考慮されていた。私の面接が開始しても，主治医は主治医として機能し，薬物療法や診断書の発行などの医学的管理は続けられた。彼女は幼児期に父親をなくし，何ヶ所かの親戚に預けられたりした後，母親とその再婚相手に10歳くらいから育てられたという生活史をもっていた。

　何度かの予備面接の後，週2回の寝椅子を使った精神分析的精神療法が開始された。

　最初の2年間の治療のあいだに彼女についての理解は深まっていった。彼女は「たとえば自分の一番好きなものを食べたら誰でもうれしいでしょう。でも私はそれがおいしいということはよくわかるし，他人からも味がよくわかるといわれるのに，食べてもちっともおいしいとかうれしいとか感じないのです」と語り，人生から「生きている喜びが剝ぎ取られている」と言った。そして，私との分析的治療に彼女が望むことは，そうした「生きる実感」が回復することであった。回復という言葉は不適切かもしれない。彼女の記憶している限り，彼女はものごころついたときから「生きる実感」や「喜び」や「欲望」（彼女の言葉。彼女はこのような書き言葉的言葉で語る）を体験したことがない，と語ったからである。とはいえ，彼女は仕事を続けてきていたし，それなりの専門家としての成果も挙げている。さらに彼女はプライヴェートな対人関係からひきこもっていたわけでもない。実際彼女は30代後半の離婚以来何人かのボーイフレンドと性交渉のある関係をもった。しかしそれはつねに，「断るとわるいから」そういう関係になったのだ，と語り，その相手がいなくなってもほとんど気持ちが動かなかった。そのくせ，「そのような相手の誰からでもいっしょに死んでくれ，と言われればいつでも死

んでもいいと思います」と彼女は淡々と語るのだった。

このような対人関係の特徴は私との関係でも同じように現れていた。セッションでは，たとえば彼女の仕事のことやボーイフレンドとの情事などについて，絶えず表面的にはつながりよく語られ，沈黙の時間は少なかった。そうした意味で彼女は分析治療に参加しているようにみえた。しかし私が彼女の話について何かコメントしても，彼女はすぐにそれについての整理された説明をし尽くすか，「それはちょっとわかりません」とひとこと発した後なにごともなかったようにまた話し始めた。彼女には疑問や好奇心や戸惑いや迷いや発見が，すなわち揺らぎや漂いのようなものがこの場で体験されないようだった。私が言ったことが正解であるかどうか，もしそうならそのわけは何か，そしてその正解を自分がわかるかどうか，そういうことだけが問題であった。言いかえればそこは学校のような場所だった。しかし，私自身はこの事態をそのように名づけて意識していなかった。彼女のそうした態度に触れてみても，たとえば好奇心がない理由についての饒舌な説明がまたしても続くのだった。彼女は私との分析の営みに生きて参加してはいなかったのである。しかし同時に私との治療は，「実感はないけれどいままでの治療とは違う。もし何か変わるとしたらこれしかないものだ」と理想化されてもいた。この，つながりがあることになっている，けれどそれが実感として体験されることがない，というありかたは，離婚以前15年間の彼女の夫婦関係でも同じだった。私はもちろんそのようなことに言及したが，その発言に対して彼女が何かを「感じる」ことはなく，単に「知っていること」として処理されるのだった。

さて3年目にはいる頃，彼女の抑鬱は症状学的には大幅に改善し，欠勤はなくなっていた。が，面接室の内部では，空虚感，不毛感，生きる実感の乏しさで以前よりも苦しくなったと彼女は語り，上述のような不毛で膠着した治療状況が続いていた。私はこの頃の治療状況を，彼女の死んだ世界，死んだ人生そのものの具現だと捉えていた。

その状況が打開されるきっかけになったと感じられるセッションを呈示する。

Ⅱ．心理的アプローチ　第3章

　セッションが始まると，彼女は仕事について例によって見かけ上活発
に話した。このかなり強迫的な饒舌がその死んだ世界に生気をもたらそ
うとする絶望的な努力であることは私は意識的にわかっていた。でもそ
のようなことを言っても何も生まれないこともすでに私にはわかってい
た。そして自分のつよい無力感や事態と関わることが絶望的に難しいと
いう感覚が，彼女の乳児的なコミュニケーションによって私にコミュニ
ケートされた彼女自身の感覚であると考えられることも図式的にはわ
かっていた。しかしそのように何もかも「わかること」自体が，すべて
をわかり尽くし，その実自分は何もいきいきと体験しない，という彼女
のありかた，死んだ世界の一部だということもわかっていた。こうして，
ここで何を言っても気の抜けた，形をなぞるようなものになるしかない
気がして，私は結果的に彼女に何も話しかけることができなかった。し
かし，彼女の身のない話を黙って聞いていること自体が彼女の死んだ世
界の一部として巻き込まれていることであることもまた確かだった。私
はいやおうなく，ともあれ彼女の話を聞いているしかないのだった。私
は閉じ込められていた。彼女の話はもはやあらかじめ「わかっている」
話であり，私は彼女の話を「ほんとうに」聴いているわけではなかった。
　ある種の空虚な感覚のなかで，私はぼんやりと私の椅子から2メー
トルくらいの位置にあるデスクを眺めていた。やがてその上にある私の娘
の写真の入った写真立てに目が行った。すでに彼女の前の患者の治療時
間に私は，ふだん患者からは物理的に見えない位置にあるそれが，その
日に限って何かの加減で患者が首をまわせば目に入る位置に来ているこ
とに気づいていた。それは私がその前の昼休みに掃除をしたせいだっ
た。それに気づいたとき，休み時間にそれを元の位置に直そうと思った
のだが，私は忘れていたのだった。いま彼女のセッション中に写真立て
をもう一度意識してから，私は困惑した気持ちで落ち着かなくなり，彼
女が首を回すのではないかとか警戒する構えが私のなかに生まれてい
た。私は，自分が彼女がその写真を見ることにどうも不安を感じている
と気づいた。妙に自分が困惑しすぎている，とも感じ始めた。前の患者
のときは，こんな気持ちにならなかったのにいまはどうしてこんなに困

惑しているか。いったい彼女が私の娘の写真を見たとして，動揺したり
することが考えられるのか。否。彼女は私のパーソナルな存在に何の関
心を示したこともなく，その不思議な手応えのなさはすでに何度かふた
りのあいだで検討されていた。「先生はお医者様ですから，個人的な関
心は出てきません」いつも彼女はあたりまえのようにそう言うのだった。
しかしいま私はなぜか確実に困惑していた。

　やがて私は彼女の話の方に再び注意を向けた。仕事の話は終わり，彼
女の私生活のこまごまとしたことが語られていた。どのディテールにも
私は興味が動かなかった。いつものように彼女の話は途切れなくよくま
とまり，努めてわかりやすく話そうとしている，という感じだった。そ
れはそこで生み出された，というより，たとえ実際は初めての話でもす
でに準備され練り上げられている感じがあった。私は自分が大学で授業
をするときのことを連想した。そして私はこのとき，彼女の話は先生の
する授業のようだ，とはじめて自覚した。

　そのとき，久しぶりにひとつの夢が報告された。彼女が夢を報告する
ことは比較的珍しいことだった。

　**板張りの部屋に子どもたちといっしょに私が入ってくる。私は小学校
低学年。そこは学校の教室みたいな感じ。みんな座って何か待っている
が，自分はどうも違うところに来たような感じがしている。それで別の
部屋に行くが，そこでもみんなが座っている。そこでも違うなと感じて
いるが，みんなが静かにしているので動けない。このままじっとしてい
るしかない，と感じる。**

　このとき，私の頭に彼女の父親が教師であったことが唐突に思い出さ
れてきた。そして，この面接室が学校であって，彼女が授業をしたり，
正解を言い渡していたりしたのだ，という考えが形になった。そういえ
ばこの面接室も板張りだった。そのときひらめいたのは，写真立てに対
する私の過剰な反応についての理解だった。その反応は，彼女が私を父
親だと無意識的に体験し始めていると私が無意識的に受け取っているこ

とにもとづく反応なのだ。私は彼女の私（／父親）に対する愛を嫉妬に
よって傷つけることを不安がっているようだ。ふりかえると，いままで
彼女が5歳の頃亡くなった父親について私たちは十分に話し合ったこと
がなかった。父親は彼女の生活史の整然とした物語のなかに登場した遠
く現実感のない人物にすぎなかったし，その物語のなかでも，彼女は「父
親の顔も死んだときのこともおぼえてないし，そのことで人から何か言
われてもぴんとこなかった」と語るにすぎなかった。けれど私は，いま
ここに父親が単にお話でなく具体的に姿を現しているのだ，と感じた。
いまならそこに触れることができるように思った。

　私は言った。「あなたは夢のなかで誰か，みんなが教室で待っている
人とは違う誰か，別の教室にいるかもしれない誰かを探していたので
しょう。そしてそれが父親ではないかと思ったので探す勇気がなくなっ
たのではないか，と思うのです」と。彼女は少し間を置いて「それはわ
かりませんでした」と反応した。その調子がいつもの平板なものではな
いことに私は気づいた。そこで私はさらに言った。「あなたと私はこの
板張りの部屋で2年間会ってきましたが，いまはっきりわかったんです
が，それは学校の授業のようでした。そこではあなたが先生／父親のよ
うに私に授業をしていたり，私という先生／父親があなたという女の子
に答えを教えたりしていたようでした。いま私にはあなたのお父さんが
先生だったことが実感されてきました。あなたはここにもお父さんを探
しに来ていたのかもしれません。そしてあなたが気づかないこころの奥
の空想のなかでは，そのお父さんはたとえば，いつも近くに娘を置いて
眺めてかわいがっているような，そんなお父さんなのでしょう」と。

　彼女は沈黙した。それは彼女との治療を始めて最初の長い沈黙だっ
た。饒舌な死の世界は消えていた。やがて彼女は口を開いた。「父のこ
とを私が思っていることはわかりませんでした。でもそうなのかもしれ
ないと感じます。父が死んで以来，私は落ち着かず，あちこち動いてき
たのだと思うんです」その後時間になるまでの数分間，彼女は沈黙しつ
づけていた。私も，彼女が生まれてはじめて父親の死を悲しめているの
だ，と感じながら，黙ってそこにすわっていた。

呈示したセッションで,彼女は父に対する凍り付いていた喪を再開させた。彼女の表面的に饒舌ではあるが不毛な,どこか軽躁的な面接室での態度はこのセッションを境に変わっていった。しかし,それはけっしてこのセッションの後,平坦に患者が進展していったという意味ではない。それどころか,このセッションの直後の時期,彼女は遅刻やキャンセルを頻発し,面接室外での危険な男性との接近といった形で私を強く不安にさせた。それはある意味,私にとって生きて彼女が姿を現し始めたということであると私は理解した。そのような嵐を通りぬけた後,彼女は,子どもの頃の想像を絶するような孤独感と心細さ,そしてそれとうらはらの父親への愛情についても,ゆっくりと話すようになった。

　上述したようにこのセッション以前から,外的な適応はかなり回復していたのだが,このセッション後2年ほどのうちに,彼女は以前よりはるかにしみじみと抑鬱的情緒をセッション中に語り,味わうようになった。やがて,父親のように先生を感じることがもう必要なくなったようだ,と語って精神療法は終結した。そのとき投薬もきわめて少量になっていた。

　この症例では,幼児期の喪失体験が焦点になっている。鬱病患者に早期の喪失体験が多いことはすでに疫学的な定説と言っていいだろう。しかし,ひとくちに早期の喪失といっても,それぞれに事情が違うし,それに対処するやり方はきわめて個性的なものだろう。あまりに喪失が大きい場合,この患者のようにそれを「凍結」させ,ほとんど手の届かないところに追いやってしまうこともある。そのことがどこかこころの全体的均衡に無理をかけてしまっている場合,それをもう一度「解凍」して喪の仕事をやり直すことで再び新しい人生を患者が作り直すことも可能なのである。

B. 症例「死ね」
　次の症例は,明確な対象喪失や喪の仕事の不全といった早期のできごとに逢着することなく,治療者とのあいだで起きたできごとに十分に取り組むうちに,主治医の想像を超える大きな進展を示した例である。精神医学的には,高機能の自閉スペクトラム障害が人格の基盤にある鬱病ではないかという疑

いを主治医はもっていた。

　彼は20代のはじめに大学の保健管理センターではじめて私と出会った。そのときの彼は学部生で，対人緊張とサークル活動における不適応が主訴であり，彼が卒業して大学院に進む前まで断続的に現実的支持のために会うことがあった。このとき彼が私に強い気持ちを向けているようには思えなかったが，30代半ばにふたたび私とのコンタクトを求めた。彼は営業的な側面も持つ技術専門職として企業に勤務しており，職場の状況に行き詰っていた。結婚していたが，子どもを作ることについてしり込みしていることで派遣社員をやっている妻とのあいだに緊張があり，妻はときに「風呂場でものを投げて喚く」ことがあった。そういう妻に対し，彼は当惑して何も介入できないのだった。父親はもともと彼とは情緒的に遠く，母親はきわめて扱い難く，アンビバレントな人物として描写されていた。

　ひさしぶりに会った彼は鬱状態に陥っており，すでに精神科クリニックを受診していたが，なかなかよくならないし話を聴いてほしいので私のことを思い出したと言った。半年のあいだ，断続的に何回か会ううちに，彼がよりこころの深い部分を理解し変化することを潜在的に求めていると認識するようになった。また，主治医がたまたま私の旧知の人で精神分析的な治療に前向きであることがわかった。こうしたことに私は希望を感じ，週1回土曜の朝，私の個人オフィスでの自費による精神分析的精神療法を彼に提案した。彼はそれを受け入れた。

　しばらくのあいだ彼は，セッションではほとんど非内省的であり，私から何かの助言や保証を勝ち取ろうとする以外，沈黙がちであった。何かを彼から語ることもあったが，連想の広がりが乏しく話題はきれぎれでこちらのこころに連想を生むことがなかった。いろいろなイメージやできごとを羅列的に語るありさまを私はスライドショーのようだ，と彼に伝え，彼もその言葉をこの状態を表現することに使うようになった。自閉症的だと主治医が考えるのも無理はない，と私は思った。セッションの外の適応も最悪だった。治療開始してしばらくして，彼は鬱病のために休職に入った。その後半年して復職したが，職場で人に相談したり頼ったりすることができず，仕事を抱え

込みすぎること，抱え込んで行き詰ると姑息な手段でやりくりし，そのやりくりがかえって後で大きな困難を生んでしまうこと，断定的に強く関わってくる職場の人物に麻痺的に屈従してしまい，さらに仕事の抱え込みを生むことといったパターンは彼を機能不全に陥らせ，年度の業績査定も最低水準であった。この時点で，会社の産業医は彼に退職を進める動きをしたが，主治医は私が彼の変化に希望を持っていることを確かめたうえで，強く彼の立場を守るように動いた。ある年の年末年始のあわただしいときのことで，主治医と私は何通もメールをやりとりしたものだった。結果的に彼は職場にとどまることになった。

　治療開始2年が過ぎた頃，私は彼の近づき難さを何とかするため，セッションの頻度を週2回にすることを提案した。彼はすぐに同意して主治医に職場に意見書を書くように頼み，精神療法のために金曜の朝の時間の勤務を除外してもらうことができた。

　週2回になって，次第に私は，彼の沈黙がこころに何も浮かばないせいではなく，浮かんでいても話さないようにしているせいであることを掴めるようになった。「頭に浮かんだことをすべて話す」という原則を強調すると，彼は「いま『死ね』という言葉が出てきた」というような発言をするようになった。沈黙のあいだに「死ね」「くせえ」「じじい」「終わってる」といった私への強力な攻撃性を帯びた言葉が唐突に浮かび上がってきていたのであった。それは，多くの場合，私が彼の気持ちに触れることができたり，彼にとって何らかの有意義な発言をしたり，彼と私が共有の世界をもってくつろいだりしたときに強まった。そこには強力な羨望がはたらいているようだった。何かが理解されたり，共有されたりしたことでふたりがすこししみじみとした情緒に浸っていると私が感じているときに限って，「梯子を外す」かのように彼はよそよそしくなり，「死ね」を私に向けて突出させるのであった。

　職場でも，同僚から適切な援助を受けると，それが適切であればあるほど同僚に対して「死ね」という気持ちが突出した。ここにも激しい羨望があるようだった。そしてその妬みの投影として迫害感が強まると，唐突にきわめて切迫した希死念慮や会社を辞職する願望が出現して私を脅かした。実際に辞表を提出してすぐに撤回するという事件も起きた。迫害不安が強まるとさ

らに抱え込みを増強し，それで業績評価が下がるという過程が明瞭になって
きた。こうした過程が家庭でも会社でも面接室でも繰り返されていること
を，私は何度も何度も伝え続けた。

　こうした介入によって次第に，妻との関係，職場，面接室が常に連動して
同じように動いていることが彼に理解されるようになり，徐々に迫害的な不
安の圧力は減ってきた。同時期，以前の上司よりめんどうをみてくれる上司
が異動してきたことで，会社内の圧力も減ってきた。「死にたい」「辞めたい」
の突出も少なくなってきた。やがて以前の「自閉性障害説」が嘘のように，
彼は職場のストレスも立体的に語ることができるようになってきた。要求が
ましく無理解な圧力をかけてくる顧客に対して，同僚たちと共同戦線をゆる
く維持している状況に彼は参加できるようになった。「営業の人たちがもう
すこしうまく交渉してくれないか」「あの顧客は立ち上がったばかりの部署
で暇で張り切っているから仕方ない」といった発言は，事態の認識がより現
実的になってきていることを示していた。長年失敗していた彼の専門に関す
る資格試験にも合格した。妻とのあいだも，ようやく彼が子どもを作ること
を決断したことで改善した。しかし，妻はなかなか妊娠せず，彼らは不妊症
の診断のもとに人工授精を試みはじめた。

　この時期，この患者とのあいだで何が起きていたのか，具体的に感じてい
ただけるように治療開始後5年目の2週間ほどの経過を報告しよう。

　　第476回の土曜日のセッションで，彼は内省的にかなり情緒的な話題
をじっくり語ることができるかのように見えた。きわめて珍しいことに
抑鬱ポジションで機能しているようだった。彼は私に会って以来の15
年を回顧し，自分が人間と関わることがいかに難しかったかを気持ちを
こめて語った。しかし，翌週金曜の第477回になると，前日遅かったと
語ると面接開始後10分以降，こんこんと眠り続けて，私を排除した。土
曜日の第478回でも私の介入に関心を示さず，引きこもっていることが
見て取れた。私は，彼が私を彼の身辺にあふれている彼を脅かす存在と
同じように体験しないですむように，また私が彼の発言を理解して何か

彼にとって意味のある発言をすることによって彼が妬ましさを感じることも体験しないですむように，私とかかわりを持たずひきこもることによって私との関係を維持しているのだろう，と伝えた。

　翌週金曜の第479回のセッションで，彼は時刻通り横になった。いつものようにごろんと大儀そうに横になったが，前週の金曜のように眠そうではなかった。非常に珍しいことに彼は，前回のセッションでのことを一週間経ったいま持ち出してきた。彼は先週土曜日に私が伝えたことがひっかかっていると話した。しかし，そのひっかかりについて説明を求めてもうやむやになり，沈黙となった。そのあと下請けとの関係の難しさ，班内の人間関係の複雑な力動について話した後，彼は自分自身の変化に言及した。「これはシェアすることで以前よりは楽になった事態のひとつなのだろう」と言い，自分が以前より抱え込むことが減ったことを確実に認識しているようだった。確かにこの時期，私はある種の喜びを体験できていた。彼が以前とは別人のようにものを考えられていることに私は喜んでいた。私は，治療のなかでの変化を感じていることを彼は私に伝えたいようだ，と言った。

　すると，彼は同じ班の同じ顧客に対して別の仕事をやっている女性（年下，とても自己主張的）についての話に移っていった。またアルバイトの女の子の扱い難さを連想した。扱い難い女性の話は妻と母に当然つながるものであり，私のなかには最近の不妊治療のいきさつが連想されてきた。そして，おそらく，さっき話した自分が変化しているというよい話を打ち消して，まだまだ手つかずの領域がある，と私に伝えようとしているようにも感じられた。それは私に対する，まだ安心してほしくない，という依存的な感情に根差しているのかもしれなかった。しかし私はとりあえず，女性は扱い難いですね，と言うにとどめた。

　少しの沈黙の後，職場の状況の具体的なことが話された。基本的に違う領域の専門家である彼らのチーム4人のところに，顧客の会社の別の専門の技術担当が複数ばらばらにさまざまな要求を出すのでどうにもならない，という話になった。この話題がすでに何度も繰り返されてきていたこともあって，私はなるほどよくわかると思い，彼の気持ちに同調

して相槌を打った。相槌自体は彼に受け入れられた感触があったが，その相槌の打ち方がいくぶん能動的すぎた，つまり彼の先を行きすぎたという自覚もあった。案の定，彼は即座に黙って，いま「死ね」と思いました，と報告した。さっそく私は，例の「梯子外し」が始まった，彼が何かが私とシェアされたと感じることをすごく不快だと感じているようだ，と伝えた。彼は，難しい，とひとこと呟いた。そして，それは自分自身が難しい人間だという意味だ，と付け加えた。今日の前半のような打ち解けたセッションだったらいいと思っているときが多いのに，と言って彼はしばらく黙っていた。切実につながりを求めているのに，それが得られると今度は相手への羨望のためにつながりを壊したくなる，そういう扱い難い自分自身のありようを嘆いている，悲しみの情緒を感じ取ることができた。私はそのことに触れる発言をした。時間が来た。

　翌日の土曜の第480回にも，彼は定刻にやって来た。横になるとすぐに，ここに来るとき「終わってる」という言葉が出てきた，と吐き捨てるように言った。もうこの治療も「終わってるよ」という感じだったと思った，と言うのだった。若い人が「アイツは終わってるよ」と言うときの「終わってる」であった。昨日のセッション終わりのしみじみとしたものを叩き壊すような動きだと感じたが，私は様子を見ていた。するとしばらく沈黙した後，彼はその治療への攻撃を修復し始めた。週1回と週2回ではものすごく違う，週1回ならきっとあの鬱であのまま会社はやめていただろう，と語り，週1回なら一週間のことを話して終わりになるけど，週2回だともっと踏み込める感じがある，と話した。沈黙の後，「終わってる」と思ったのはなぜだろう，と彼は自問した。それは仕事に無理をするのは終わったということかもしれない，ここに来るとどうしても自分のことを考えてしまって，そういうことを直視するしかない，と語った。やがて彼は会社に入って以来の自分と同僚たちの関係について，はじめて私の前で歴史的にふりかえった。しみじみとした感じがあった。やがていまの問題の顧客との仕事がもうすぐ終わりになるだろう，長引いてしまうことはありえてもいずれにせよ終わるだろう，と言うのだった。次にその顧客の担当者Ａ氏のしつこさをやれやれと

いうトーンで，しかしいくぶんのユーモアをもって語った。その後自分の新しいスタイルと以前のスタイルを比較しながら話を続けていた。

　ところが，そのあと唐突に雰囲気が変わった。ここに来る前，早朝に妻とセックスをしてきたことを語り，そのあと最近再読している『カラマーゾフの兄弟』についての知的で哲学的な話を始めた。私はひとつついていけない感じを持ちはじめた。それにもかかわらず，彼は落ち着いている感じを漂わせていた。その落ち着きは目新しいものだった。私は，しみじみとした気持ちを私と共有することをやはり彼は嫌がっているのだろうが，それでもその嫌がる部分もまた自分だと受け入れることができているのかもしれない，と言った。彼は，妻とのセックスの話や『カラマーゾフの兄弟』の話のときに微妙に「スライドショー状態」になっていたことを認めた。私は，その前の自分のスタイルの変化の話にこの治療や私の関与が含み込まれていなかったことに触れて，それらを含み込んで話すことで私への羨望や怒りを感じそうになるので，彼はそのようなことを考えることをやめざるをえず，「スライドショー」に逃げ出すしかないと感じたのではないか，と伝えた。彼は，昨日の部長との年次面談が自分にとって以前より楽であったこと，それなのにやはり部長に対して「死ね」がでてきたことを語った。そして，こういう部分が「難しい」ところだと語った。そして，今日は帰りに，この面接室のすぐそばにある行きつけのカフェ（土曜日はしばらくそこで時間を過ごしてから家路につくことがよくあると報告されていた）に行かないことにしようかとつぶやいた。

　私は，私との面接の前に「終わってる」と考えることも，面接中に後でカフェに行くかどうかを考えることも，ここでくつろぎを得ることが難しいと感じているからだろう，と伝えた。すると彼は，でも今日はここでくつろぐことはできている気がする，と言った。

　彼は，資格試験に合格したことが周囲の自分への接し方の変化につながっていることを語り，いま部内のなかで自分が以前とは違ったように機能できているようだと話し，やがてサッカーのヨーロッパチャンピオンリーグの話になっていった。彼はそのテレビ観戦に凝っていた。サッ

カーの話を彼は楽しんでいたが，私もその話について楽しんでいると感じるとすぐさま，彼には「死ね」という考えが出てきた。彼はいつものように「梯子を外して」いるのだった。このときも私はそのことを彼に伝えた。すると，父親もそういうところがあった，と彼は言った。自分と同じものを父親が喜んでいると彼が感じた瞬間に父親がすっとどこかに行く，ということを彼は経験してきた。私は，いま彼は子どもを持とうとしているが，自分も子どもに対してそんなふうに接してしまうことを心配しているのだろう，と言った。彼は，そもそも子どもを持とうと思えていること自体，そして会社をまだ続けていられる，死なないでやって来られていることは先生とのことのおかげだし，よく考えれば大学を卒業できたことさえそうだということは頭でわかっている，感謝していることは確かだ，それなのに「死ね」が出てしまう，と語った。彼はいくぶん悲しげで内省的に見えた。

　このあたりまではそれまでもときどきはたどりつけるところではあったように思う。だが彼はさらに先に進み，自分がいい気持ちになっていることが怖いのかもしれない，それで苦しくなって先生に当たってしまうのかもしれない，と語った。そして，「死ね」が出ることそのものがここで変わるのか，それともそれが出ることへの対処が変わるのか，といま考えている，とも言った。そういうことを彼が考えようとしていること自体，きわめて新しい動きだった。そして彼は，自分には「幸せに浸ってたまるか」という思いがあるようだ，ひょっとするとこれは母親とのことに起源があるのかもしれない，母親に何かを思い知らせたいのだろうか，と話した。これもはじめて到達した内省だった。しかし，彼は足早に仕事のことに戻っていき，自分たちの作っている機材がはたして構造的に大丈夫なのか，そういうことは自分の専門の範囲外で実は判断ができない，と語った。私は，いま彼と私がいままで進んだことのないところ，どう判断したらいいかわからないところに入り込んでしまった結果，大事なものを壊してしまうのではないかと心配になり，新しく考えることのできたことについてのやりとりがよけいなものだったのではないかと彼は疑っているようだ，と伝えた。時間になった。

ひとつのセッションのなかでも，彼の構えが何度も揺れ動いていることがわかるだろう。考えられ，内省でき，情緒を十分にもちこたえつつ味わうことのできる抑鬱ポジションと，自動的に考えることなく行動に移し，内省が難しく，情緒を切り離して代わりに治療者である私に体験させる妄想‐分裂ポジションとのあいだの揺れである。そしてそれに同期して，治療関係のなかで私は彼にとって，彼の羨望と攻撃の対象になって報復的に彼を脅かす人物と，彼とともに彼の気持ちや苦しみを理解する人物とのあいだを絶えず揺れ動いている。このような揺れを体験するたびに，彼は情緒を味わい，自分を歴史的に見ることの脅威をしだいに薄れさせていった。迫害的な恐怖に圧倒されるだけでなく，それを考え，もちこたえ，それに対処することがしだいにでき始めたのである。他者と協力し，他者を尊敬し，他者に感謝することが彼を脅かさなくなっていったことによって，職場においても，家庭においても，彼はよい対人関係を持てる時間を増やしていった。

　このような流れのなかで，彼はこの後職場ではるかに良い機能で働くことができるようになった。仕事で何とか自分の立場を持てるようになり，年度の業績査定においても優秀とランク付けされるようになって，同期に比べてかなり遅れていた昇進も追いつく寸前にまでたどり着いた。かつてのゆとりのなかった自分を振り返り，あの自分はあまりにかわいそうだった，と涙ぐむこともあった。彼は悲しむ能力を確実に回復してきていた。やがて妻は妊娠し，その直前に彼らは集合住宅を購入した。彼のたたずまいには 40 代はじめの男性の落ち着きが感じられはじめた。鬱病にかかる前よりも彼は明らかに成長したと思われた。彼にとって鬱病はこうして，「自分を人間として成長させる契機」という人間的意味を持つことになった。やがて彼は，キャリアの進展の一環として遠隔地の管理職に転じることになり，それをきっかけに私との治療は開始後 8 年半で終了した。この症例は，精神分析が単に鬱病の寛解に貢献するのではなく，鬱病がその個人のパーソナリティの無理の発露であることを前提に，パーソナリティの再編と人生の新しい意味付けをもたらし，それを通して鬱病にかかる必要なく生きる生き方に導く，全人的な臨床的な営みであることをよく示している。

　主治医と私は旧知の間柄だったが最近ほとんど会ったことがなかった。患

者の治療終了後，ある会合で彼と私は偶然に会い，あの年末年始に退職阻止のために連絡を取り合った頃と比べて，彼が大きく変わったことを驚き合った。

おわりに

　精神科医としての私は，昨今の精神医学の脱人間化傾向に常に疑問をもってきた。構造をもたない羅列的な操作的診断基準を臨床方略策定に使うという原理的誤謬や，脳の問題にこころの問題をまるごと還元できるかのように考える飛躍した態度は，絶えず精神医学の存立を脅かしていると思う。

　確かに脳科学は確実に進歩している。しかし，人間のこころのもつ複雑な性質，とくに主体性というものがもつ逆説に満ちた特質を還元主義的に脳科学で説明することは，まだまだ大きな過ちを生むだろう。こころを脳やニューロンや遺伝子に還元するのではなく，こころをこころで理解し，こころで扱うという側面は，まだまだ精神医学実践には不可欠のものである。精神分析は精神医学とは独立に発展してきたディシプリンであるが，こうした文脈のなかでこれからも精神科臨床に向けて意義ある手助けとして力を果たすに違いない。

参考文献

1) Akiskal HS, Mallya G：Criteria for 'soft' bipolar spectrum：Treatment implications. Psychopharmacol Bull 23：68-73, 1987.

2) American Psychiatric Association：Diagnostic and Statistical Manual of Mental Disorders, 3rd ed（DSM-Ⅲ）. APA Press, Washinton D. C., 1980.

3) Angst J：The course of major depression, atypical bipolar disorder, and bipolar disorder. In Hippius H, Klerman GL, Matussek N, et al. ed, New results in depression research. Springer, Berlin, 1986.

4) Bion WR：Learning from experience. Heinmann, London, 1962（福本修訳：精神分析の方法Ⅰ. 法政大学出版局，1999）.

5) Bion WR：Second thoughts. Heinmann, London, 1967（松木邦裕監訳・中川慎一郎訳：

再考——精神病の精神分析論. 金剛出版, 2007).

6) Fonagy P, Rost F, Carlyle J, et al. : Pragmatic randomized controlled trial of long-term psychoanalytic psychotherapy for treatment-resistant depression : The Tavistock Adult Depression Study (TADS). World Psychiatry 14 : 312-321, 2015.

7) Freud S : On Narcissism : an introduction. in The complete psychological works of Sigmund Freud. vol. 14. Hogarth Press, London, 1914.

8) Freud S : Mourning and melancholia. In The complete psychological works of Sigmund Freud. vol. 14. Hogarth Press, London, 1917 [1915].

9) 藤山直樹 : 精神分析という営み. 岩崎学術出版社, 2003.

10) 藤山直樹 : 集中講義・精神分析. 上, 岩崎学術出版社, 2008.

11) Ghaemi SN, Boiman EE, Goodwin FK : Diagnosing bipolar disorder and effect of antidepressants : A naturalistic study. J Clin Psychiatry 61 : 804-808, 2000.

12) 広瀬徹也 : 「逃避型抑うつ」について. 宮本忠雄編, 躁うつ病の精神病理. 2, 弘文堂, 1977.

13) Jaspers K : Allgemeine Psychopathologie, 5th ed. Springer-Verlag, Berlin, 1948 (内村祐之・西丸四方・島崎敏樹・岡田敬蔵訳 : 精神病理学原論. 上中下, 岩波書店, 1955-1956).

14) Klein M : A contribution to the psychogenesis of manic-depressive states. The International Journal Psychoanalysis 16 : 145-174, 1935.

15) Klein M : Notes on some schizoid mechanisms. The International Journal of Psycho-Analysis 27 : 99-110, 1946.

16) Kraepelin E : Psychiatrie, 8th ed. Aufl Barth, Leipzig, 1913.

17) 西丸四方 : 精神医学入門. 南山堂, 1949.

18) Ogden TH : The Matrix of the Mind. Arronson, Northvale, 1984 (狩野力八郎監訳・藤山直樹訳, こころのマトリックス. 岩崎学術出版社, 1996).

19) Rosenfeld H : Impasse and interpretation, Tavistock, London, 1987 (神田橋條治監訳・館直彦・後藤素規訳 : 治療の行き詰まりと解釈. 誠信書房, 2016).

20) Rush AJ, Trivedi MH, Wisniewski SR, et al. : Acute and longer-term outcomes in depressed outpatients requiring one or several treatment steps : A STAR*D report. Am J Psychiatry 163 : 1905-1917, 2006.

21) Sadock BJ, Kaplan HI : Synopsis of psychiatry, 11th ed. Wolters Kluwer, Philadelphia, 2015.

22) Searles HF : Collected papers on schizophrenia and related subjects. International Universities Press, New York, 1965.

23）Segal H：Introduction to the work of Melanie Klein. Hogarth Press, London, 1964（岩崎徹也訳，メラニー・クライン入門．岩崎学術出版社，1977）.

24）Tellenbach H：Melancholie. Springer-Verlag, Berlin, 1961（木村敏訳：メランコリー．みすず書房，1978）.

25）Thase ME, Friedman ES, Biggs MM, et al.：Cognitive therapy versus medication in augmentation and switch strategies as second-step treatments：A STAR*D report. Am J Psychiatry 164：739-752, 2007.

26）Trivedi MH, Rush AJ, Wisniewski SR, et al.：Evaluation of outcomes with citalopram for depression using measurement-based care in STAR*D：Implications for clinical practice. Am J Psychiatry 163：28-40, 2006.

第4章

対人関係療法（IPT）
—対人関係によるストレスを解消し，
ソーシャル・サポートを育てる，
エビデンス・ベイストな治療法—

水島　広子

はじめに

　対人関係は人にストレスをもたらす重要な因子として知られている。うつ病で休職をする人たちの「理由」の上位は，対人関係関連のテーマで占められている。

　一方，対人関係はソーシャル・サポートの源でもある。しかし，少子化，地域コミュニティの崩壊，携帯電話やスマートフォン，インターネットなどバーチャル空間の主流化という社会背景の中，本来対人関係から得られるはずのサポートを失っている人も多い，というのが現状であろう。

　対人関係によるストレスを解消し，対人関係をソーシャル・サポートとして生かせるようにする治療法である対人関係療法（interpersonal psychotherapy：以下，IPT）は，そんな時代の要請にかなうものだと言えよう。実際にその効果は科学的な手法により実証されてきている。

IPT は，期間限定の精神療法であり，認知行動療法（cognitive behavioral therapy：以下，CBT）と並んでエビデンス・ベイストな精神療法の双璧をなす存在となっている。もともとは非双極性・非精神病性の成人うつ病外来通院患者の治療法として 1960 年代末から Klerman GL や Weissman MM らによって開発され，1984 年に出版された Interpersonal Psychotherapy of Depression[10]の中で定義づけられた。その後，さまざまな障害（双極性障害，摂食障害，PTSD など）やさまざまな対象（思春期，高齢者，夫婦など）向けの修正版も作られ，グループ療法も開発されている[29]。

1. うつに対する IPT の効果についてのエビデンス

IPT は臨床研究の中で開発された治療法であり，効果判定についてのデータは豊富にある。以下に，うつに関連する代表的なエビデンスを述べる。

A. 大うつ病性障害

IPT の有効性を示す研究の中でも代表的なものは，NIMH（米国国立精神保健研究所）による多施設共同うつ病治療研究プログラム（TDCRP）[4]である。この研究では，250 名のうつ病外来患者が，無作為に，イミプラミン，IPT，CBT，プラセボのいずれかに割りつけられて 16 週間の治療を受けた。イミプラミンとプラセボ群には臨床マネジメントのみが行われ，積極的な精神療法が行われていないことが明確にされた。

この研究の結果，IPT は各治療法の中で最も脱落率が低かった。軽症患者（Hamilton 抑うつ評価尺度スコア〔以下，Ham-D スコア〕が 19 以下）では，プラセボ群も含めてすべての治療法で改善し，治療法間に統計学的に有意な差は見られなかった。しかし，より重度の患者（Ham-D スコア>20）では，有意差が見られ，イミプラミン群は最も早く反応し，プラセボよりも有意に効果的であった。IPT はイミプラミンと，いくつかの効果尺度で匹敵し，プラセボよりも有意に Ham-D スコアを低下させた。CBT 群の改善は中間レベルであり，プラセボとの有意差は見られなかった。Beck 抑うつ評価尺度

（BDI）の解析でも，30点以上の重度の患者群においては，IPTの効果の方がCBTよりも勝っていた[9]。総じて，重度のうつ病に対してIPTはCBTよりも効果的である傾向が示されている。これは，IPTがCBTより構造化度が低く，気力や集中力をより必要としないことも一因であると考えられる。

薬物療法との併用により効果は高まるが，IPT単独であれ薬物との併用であれ，何らかの形でIPTを受けた群は，治療終結後も心理社会機能が伸び続けることが確認されている[26]。

IPTの有効性はいくつかのメタ解析でも確認されているが，特に信頼性が高いのはPLOS Medicineのもの[1]であろう。7つの精神療法の効果を検証したものだが，有意に効果があるとしたのはCBT，IPT，問題解決療法の3つであり，特に対象数が多い研究ではIPTの有効性が目立っている。

B. 反復性うつ病

反復性うつ病に対する維持治療としても，薬物療法を用いずIPTのみで寛解に至った患者の多くが2年間の維持治療の間もIPTのみで寛解を維持し続け[8]，月1回の維持治療であってもIPTに焦点化されていた方が寛解維持効果ははるかに高いことも示されている[5]。なお，維持治療の頻度については，週1回，月2回，月1回のいずれでも異ならないことが示されている[8]。

C. 双極性障害

IPTを行動療法的アプローチである社会リズム療法と組み合わせた対人関係・社会リズム療法（interpersonal and social rhythm therapy：IPSRT）[6]は，薬物療法への付加治療として，双極Ⅰ型障害のエピソード再発防止効果[7]，双極Ⅰ型・Ⅱ型障害のうつ病エピソード治療効果[13]，双極Ⅰ型・Ⅱ型障害のうつ病エピソード後の心理社会機能回復効果[14]があることが示されているが，双極Ⅱ型障害に対しては，うつ病エピソードに対する単独治療としての効果をクエチアピンと比較したパイロット研究において，効果が同等であったことが示された[24]。その後行われた，より大規模なRCT[25]においては，クエチアピン併用群の方が有意に効果があったが，クエチアピンの副作用が問題となる症例においてIPSRT単独という選択肢の存在は大きな意味

があると言える。

　社会リズムと対人関係には密な関連があり，また，双極性障害という病気は一般に対人関係に明らかな影響を与えるものである。ソーシャル・リズム・メトリックを用いて社会リズムの安定を図るとともに，IPT によって，対人関係問題に取り組み，社会的役割の変化への適応をスムーズにするという治療的要素は，双極性障害の患者に対して極めて現実的で価値があるものであると言える。また，双極性障害に多く見られる病の否認も「健康な自己の喪失」という第五の問題領域として扱われる。3. で後述するが，IPT の特徴は「4 つの問題領域」であり，第五の問題領域を加えるのは極めて異例である。それほどに，双極性障害においては診断と治療の受け入れが難しく，同時に治療の鍵を握ることが多いという事実を反映している。

2. IPT の基本にある考え方

　IPT は，病気の原因について何ら仮説を立てず，発症のきっかけについての観察に基づき，すでに行われている治療の有効な部分を体系化しようとして作られたものである[15]。精神科的障害は，その原因がどれほど多元的であろうと，通常は何らかの対人関係的な文脈の中で起こるものであり，発症，治療への反応，転帰は，うつ病患者と重要な他者との間の関係に影響を受ける。また，社会的役割と精神病理との関係は双方向で生じるものであり，社会的役割の障害が疾病のきっかけになると同時に，疾病によって社会的役割が障害される。このような根拠に基づき，IPT では重要な他者（significant other〔s〕）との「現在の」関係に焦点を当て，症状と対人関係問題の関係を理解し，対人関係問題に対処する方法を見つけることで症状に対処できるようになることを目指す。IPT は CBT とは異なり，認知そのものには焦点を当てない。非適応的な認知は病気の症状として理解し，治療の中では，現在進行中の対人関係上の出来事と，それに伴う感情との関連に直接焦点を当てていく。

　なお，「現在の」関係に焦点を当てるとは言っても，現在の関係をどのよう

な目で見ているか，どのように体験しているか，ということは過去からの対人関係の積み重ねの影響を受ける。したがって，治療初期を中心に，過去の対人関係についても十分に聴いていくことは必要である。

IPT では医学モデルを採用しており，患者に「病者の役割」[22]を与えることも重要な戦略の一つである。病気とは単なる状態ではなく，病気であることが一つの社会的役割になるという考え方である。通常の社会的義務や，ある種の責任が免除される代わりに，治療者に協力する義務などが生まれる。このことが患者の罪悪感を減じ，治るという希望を持たせることになる。周囲に向けても，病者の役割を明確にすることによって，役割期待のずれを解消し，対人関係に好ましい影響を与える。医学モデルをとることは，薬物療法との併用も容易にする。

治療においては，初期・中期・終結期それぞれの課題が決まっており，期間限定治療のメリットを最大限に発揮できる構造になっている。

3. IPT の戦略

IPT の特徴はその治療戦略にある。前述した「医学モデル」をとることもその一つであるが，以下に述べる対人関係の4つの問題領域のうち1つか2つを選んで取り組むことも特徴的な戦略である。

極端に言えば，あらゆる対人関係問題が症状に影響を与えると言えるが，それらのうちのどれが最も症状と関連をしているか，ということを見極めるのが IPT のフォーミュレーションであり，治療の鍵とも言えるところである。

A. 悲哀

IPT では「死による喪失」のみを扱う。それ以外の別離や機能の喪失は，「役割の変化」として扱われる。「悲哀」は，対象喪失後の喪の作業（mourning work）がうまく進まずに異常な悲哀（遅延した悲哀，歪んだ悲哀）となっている場合に問題領域として選ばれる。治療戦略は，対象喪失後の患者の感情

を表現させ，失った人との関係を再構築することによって，新たな愛着や活動を始められるようにすることである。

B. 対人関係上の役割をめぐる不和

　対人関係上の役割期待にずれがあって解決しておらず，それが人生全般に対する絶望感・無力感につながっているような場合に問題領域として選ばれる。不和には，①再交渉（互いのずれに気づいて積極的に変化をもたらそうとしている段階），②行き詰まり（互いのずれに関する交渉をやめて沈黙している段階），③離別（不和が取り返しのつかないところまできているが，別れるためには何らかのサポートが必要な段階）の３つの段階があり，治療者は不和がいずれの段階にあるかを見極めて治療を行う。戦略としては，再交渉の段階では問題解決を促進するよう関係者たちを落ち着かせ，行き詰まりの段階では再交渉ができるよう食い違いをはっきりさせ，離別の段階では喪の作業を助けることになる。

C. 役割の変化

　生物学的な役割変化（出産，加齢による身体機能の低下，重大な病気になることなど）や社会的な役割変化（大学入学，親元を離れる，結婚，昇進，引退など）にうまく対応できずにうつ病／大うつ病性障害が発症した場合に，問題領域とされる。災害や事件，事故などの被害に遭うことも「役割の変化」として捉えられる。IPT においては，特に，変化に伴う気持ち（古い役割を喪失することに伴う気持ち，変化そのものについての気持ち，新しい役割に対する気持ち）をよく聞いていくことと，変化に伴って重要な他者との関係性がどのように変化しているかに注目してソーシャル・サポートを再構築することが特徴である。

D. 対人関係の欠如

　満足すべき対人関係を持てなかったり長く続けられなかったりする場合に選ばれる問題領域であるが，近年では，他の３つの領域が該当する場合には，うつ病／大うつ病性障害の治療においてはこの問題領域は選ばれない。うつ

病／大うつ病性障害の場合,問題領域は,あくまでも今回のエピソードのきっかけとなったもの,そして,今回の治療中に改善できるものを選ぶ。もちろん,「対人関係の欠如」と言える人は少なくないが,問題領域の選択は患者を解釈するためのものではなく,今回のIPTを行う上での戦略を立てるためのものだからである。確かに「対人関係の欠如」の人であっても,つい最近の職場の異動まではうつ病にならずに機能していたのであれば,選ぶべき問題領域は「役割の変化」となろう。

問題領域として選ばれることはなくても,「対人関係の欠如」の治療戦略を知っておくことは重要である。たとえば「悲哀」の症例で,亡くなった人以外に親しい人がまったくいない,というような場合には,新たな対人関係や活動の場を構築していく必要がある。これは,「対人関係の欠如」の治療に近いものとなる。今現在意味のある関係がないという状況を考えれば,他のデータベースを使う必要がある。過去の関係のポジティブなもの,ネガティブなものをともに振り返ったり,唯一の「生のデータ」である治療者との関係を扱ったりする。これは,一般に,患者治療者関係に焦点を当てないIPTとしてはとても例外的である。

なお,「対人関係の欠如」の患者から,持続性抑うつ障害(気分変調症)の患者を除外することは重要である。持続性抑うつ障害(気分変調症)患者の多くが,「対人関係の欠如」のように見えるものであるが,これは慢性うつの「結果」として理解できるものである。そのような場合は,「医原性役割の変化」を起こす,つまりそれまで患者が「ネガティブな自己」だと思っていたものが持続性抑うつ障害(気分変調症)という病気の症状だったということを学んでいく,というIPTの修正版を用いる(後述)。

4. IPT 治療者の姿勢

治療者は患者の代弁者としての温かさを保ち,全体として,評価を下さない,無条件の肯定的関心を注ぐ。治療関係に対して患者がポジティブな期待を抱けるように,特に初期には注意深く努力する。対人関係の問題領域への

焦点を維持するという点では積極的であるが，患者の主体性を尊重する。期間限定治療のメリットを最大限にするため，終結は常に意識され，終結に向けて患者の熟達感を育てていく。治療の初めから常に終結に焦点が当てられ，限定された期間で変化を起こすことが中心的な課題になるので，退行や依存は通常問題とならない。治療関係は転移や逆転移としては解釈されず，治療の妨げになる場合のみ扱う。その際，一つの「対人関係上の役割をめぐる不和」の例として扱う視点を持つと，他の対人関係にも応用可能な有意義な結果が得られることが多い。

　なお，今までの筆者の臨床体験およびスーパービジョンから得られた体験からは，治療者が患者の代弁者になるということは実際にとても重要である。患者に対してネガティブな感情を持ってしまったり，ネガティブな評価を下してしまったりしているうちは，有効な IPT を行うことができない。そのような時には，まだまだ患者の文脈が読めていないと言える。患者の文脈を読み，「なるほど」と思えて初めて患者の代弁者たり得ることができ，また，患者に対して真に共感的に接することができる。したがって，治療者が自らのネガティブな感情から「扱いにくい患者」などと評価を下す前に，まだ患者の話を十分に聴けていないという可能性をあくまでも追求すべきである。

5. IPT の技法

　IPT の技法は，他の精神療法と共通しているが，技法は戦略の一環として用いられる点に特徴がある。探索的技法・感情の励まし（面接内で感情表現を奨励する，感情を利用して対人関係に好ましい変化をもたらす，成長につながる感情を育てる）・明確化・コミュニケーション分析・治療関係の利用・決定分析・ロールプレイなどが用いられるが，治療の主眼はあくまでも患者が自らの力で問題を解決していくのを援助することにあるので，患者が有用な話をしたり望ましい変化を遂げたりしやすい環境を作るために，非指示的技法を中心に用いる。

　大きな流れとしては，探索（探索的技法，コミュニケーション分析，感情

表4-1　よく見られるコミュニケーションの問題

・曖昧で間接的な非言語的コミュニケーション	ため息をつく，にらみつける，など
・不必要に間接的な言語的コミュニケーション	いやみを言う，婉曲な物言いをする，など
・自分がコミュニケーションしたという間違った憶測	自分の言いたいことをはっきりとさせなくても他人は自分が必要としていることを理解している，自分の気持ちがわかっているなどと憶測する
・自分が理解したという間違った憶測	相手のメッセージが不明確な場合にそれを確認しない
・沈黙	コミュニケーションの打ち切り

の励ましなど)→決定分析（どんな選択肢が考えられるかというブレインストーミング)→ロールプレイ（決定したやり方に基づいて，実際に練習する）というような形になる。個別のテーマについてはこれを1セッション内で行うことも多いし，治療全体として問題領域に大きく取り組む際にも，このような流れとなっていく。

　以下に，技法の一つでありIPTにおいて広く有用なコミュニケーション分析について簡単に説明する。

　コミュニケーション分析は，より効率的なコミュニケーションができるように援助することを目的として，コミュニケーション方法を検討していくものである。よく見られるコミュニケーションの問題を表に示す（表4-1）。コミュニケーション分析を行う際には，患者の記憶が許す限り徹底的に行うことが必要であり，患者が抵抗したり退屈したりしても，特定の会話を最後まで追っていく。「十分に話し合った」と言っていても，実際に具体的な会話を尋ねるときちんと話し合えていないことも多い。実際にどういうやりとりがあったのか，それは本当に患者が伝えたかったことなのか，相手がそう言ったときどう感じたか，相手はなぜそんなことを言ったと思うか，など，コミュニケーションの実際を詳細に聞いていく。その上で，コミュニケーションの他の選択肢を患者とともに探り，どういう形であれば患者にとって実行可能かを一緒に検討し，新たなパターンを患者に実際に試みていってもらう。

6. IPT に適した患者

A.「対人関係の欠如」以外の3つの問題領域を有する患者

　これらの患者は，抗うつ薬に反応するかもしれないが，現実に解決しなければならない問題を抱えていたり，変化に適応する必要があったり，特定の喪失に向き合う必要があったりするものである。抗うつ薬で気分が改善するだけで自らそれらの課題を達成していく患者もいるが，そういう患者ばかりでもない。そのような場合には，IPT によって生活にコントロールを取り戻す必要があるだろう。

B. 産前・産後のうつ病／大うつ病性障害

　産前・産後には，多くが「変化」あるいは「不和」に該当する大きなテーマを持っており，薬物療法を控える必要性からも，IPT が第一選択になることが多い。産後うつ病については，ハイリスク群に対する予防的グループ IPT の効果も示唆されている[30]。なお，流産についても，「悲哀」として扱うことができる。

C. 思春期のうつ病／大うつ病性障害

　IPT の期間限定性，問題領域は思春期にとても適している。

　思春期患者に対する抗うつ薬の評価はさまざまであるが，IPT は思春期向けの修正（IPT-A）[20] が作られ，学校現場における RCT[21] において，抑うつ症状，全体的評価，社会適応のいずれも有意に改善した。また，思春期患者に対する IPT は CBT に比べて自尊心と社会適応の改善効果があることがやはり RCT によって示されている[23]。

　思春期においては，発達を念頭に置き，学校におけるいじめなどがきっかけでない限りは，できる限り登校を奨励しつつ課外活動などの免除を求める，「限定された病者の役割」を活用することも IPT-A の特徴である。

D. 二重うつ病（double depression）

　IPT では，持続性抑うつ障害（気分変調症）の患者に「医原性役割の変化

（iatrogenic role transition）」というフォーミュレーションを与え，それまで患者が「暗い自分」「弱い自分」など，「自分自身」だと思っていたものが，実際には持続性抑うつ障害（気分変調症）の症状を反映したものであったということに気づかせていき，希望と治療目標を与えていく。自らが持続性抑うつ障害（気分変調症）という病気を患ってきたということを理解していくことは，治療の中では大きな前進となる。IPTの医学モデルは，持続性抑うつ障害（気分変調症）のような，病気と人格を混同している患者には大変有用であり，罪悪感を減じ，治療への動機づけと，治療焦点への集中を生んでいく。

持続性抑うつ障害（気分変調症）そのものに対しては，直接IPTの効果を示したエビデンスはないが，抗うつ薬にIPTを付加することによって，医療・福祉コストが減少したことを示したRCTがある[3]。

臨床で出会う患者の中には，思春期頃から持続性抑うつ障害（気分変調症）に罹患しており，最近の何らかのきっかけによって大うつ病エピソードも発症し，二重うつ病（double depression）の状態になっている症例も少なくない。このような患者に対しては，まずはきちんと診断をした上で，現在の大うつ病エピソードを寛解させるとともに，長期にわたる持続性抑うつ障害（気分変調症）の治療にも取り組む必要がある。

E. 身体疾患に伴ううつ病／大うつ病性障害

IPTは身体疾患に伴ううつ状態に対しても有用である。参考になるデータは，HIV抗体陽性患者に対する研究である[12]。101名のHIV抗体陽性患者で，Hamilton抑うつ評価尺度スコアが15以上の抑うつ患者に対して，IPT，CBT，支持的精神療法，支持的精神療法＋イミプラミンを比較したRCTにおいて，IPTに振り分けられた患者群と，支持的精神療法＋イミプラミンに振り分けられた患者群は，支持的精神療法群およびCBT群よりも有意に抑うつスコアを減じた。これは，いずれも症状を減じた精神療法の間に効果の有意差を見出した稀な研究の一つである。

この研究におけるIPTとCBTの効果の差異について，「自らの逆境を嘆きながらも，現実的かつ楽観的にこれからの人生を考えていくという，一見

相反するテーマを IPT は完璧に扱っているのかもしれない」と著者らは考察している。一方，この研究における CBT の治療者は，実際に厳しい状況におかれている患者に対して，認知的・感情的な反応を過大視させないようにするという困難な課題に直面したことになる。

　身体疾患についての悩みは，疾患そのものに限られるわけではない。特に深刻な身体疾患は，患者の社会的立場や人間関係に大きな影響を与えるものである。それらを「役割の変化」という視点で見ることができる IPT は，患者のコントロール感覚を回復させ，ソーシャル・サポートを充実させることに貢献することができる。

F．トラウマ関連のうつ病／大うつ病性障害

　難治性のうつ病と言われるものの中には，過去にトラウマ体験を有し，その結果として慢性のうつ病の状態に至っている患者もいる。トラウマに対する IPT は，エクスポージャー（曝露）を必要とせず，トラウマ症状によって現在の対人関係がどのような影響を受けているかということに注目して進められる治療法であり，患者が対人関係に対してコントロール感覚を抱き，症状を改善させる役に立つ。

　なお，トラウマ関連のうつ病や，双極性障害のうつ病エピソードには，非定型の病像（いわゆる非定型うつ病）が見られることが少なくない。非定型うつ病は一般に抗うつ薬への反応性が不良であるが，IPT は非定型うつ病に対しても効果を示すことが知られており，治療法としての優先度は高いと言えるだろう。

G．他の精神科的障害を併存しているうつ病／大うつ病性障害

　うつ病／大うつ病性障害は摂食障害やトラウマ関連障害などを併存することが知られているが，対人関係の問題領域に焦点を当てて治療を進める IPT は，併存障害にも好ましい効果を示すことがさまざまなところで示されている。

H. 双極性うつ

　前述したが，IPSRT は双極性障害のうつ病エピソードに対して治療効果・心理社会機能回復効果があることが示されている。一般臨床で，「難治性のうつ」として扱われているもの，エピソードの回数が多いものの中には，双極 II 型障害の患者がかなりの程度含まれているのではないかと推察する。軽躁病エピソードの時期には，患者は基本的に受診しないため，診断にはかなりの時間を要することも多い。双極性障害であることが明確な患者はもちろんのこと，軽躁病エピソードが不明であってもうつ病エピソードが頻回で薬物反応性も悪い，という場合には IPSRT を行ってみる価値は十分にあると言える。

7. 症例

A. 対人関係上の役割をめぐる不和

　20 代の女性 A 子は，雑誌社で編集の仕事をしていたが，半年ほど前から疲れを強く感じるようになり，最近 1 ヶ月は朝起きられず出勤できなくなったため受診。抑うつ気分，早朝覚醒，食欲低下，罪悪感，自殺念慮などを認め，大うつ病性障害と診断された。薬物療法を開始し，睡眠は改善したが，自殺念慮は持続。薬物療法に加えて対人関係療法を行うことになった。

　発症のきっかけを問われても A 子は「心当たりがない」と言った。両親の離婚後，母と妹の女性だけの家族の中で長女として責任感の強い役割を引き受けてきた。現在婚約中の相手は老舗の旅館の長男で，結婚後は A 子も女将の修行に入ることになっているということだった。雑誌編集から女将へという環境変化についての気持ちを問うと，最初は「彼は長男だから仕方がない」「婚家とうまくやっていけるよう努力しなければならない」と言っていたが，やがて，現在の仕事にやりがいを感じており本当はやめたくないと打ち明けた。

　婚約者には「本当に旅館に入らなければならない？」としか聞いたことがなく，彼は「いろいろと大変だろうが，頼む」と答えただけだった。彼の実

Ⅱ．心理的アプローチ　第4章

家への出入りが頻繁になり，結婚が現実のものになってきた時期を考えると，この「対人関係上の役割をめぐる不和」がうつ病の発症に関連していると考え，問題領域として取り組むことになった。

「不和」の段階は「行き詰まり」にあったため，まずはA子の気持ちをきちんと伝えることで再交渉を促進。A子は初めは躊躇したが，手紙を書くという手段によって第一歩を踏み出した。これに対する婚約者の反応は，「俺を愛しているのなら我慢できるはずだ。愛していないのか」というものだった。A子は自分を責めたが，もう一度，彼への愛と職業選択を区別して自分の気持ちを伝えた。

何度かのやりとりとコミュニケーション分析の後，A子は「彼への愛とやりたい仕事は別」という自分の考えと，彼の「愛しているのなら，どんな仕事でもできるはず」という考えが歩み寄れないものであることに気づき始めた。以前はそのような自分を「わがまま」と思ったものだったが，彼の母から「あなたはわがまま」とはっきり言われた時に彼が同意したことによって，「この家に入ったら自分は幸せになれない」と気づいた。

一貫して，自分の希望を正直に認めることと伝えることに罪悪感の強いA子だったが，治療を通して，「彼と別れないと自分の病気は治らない」という結論に自ら至った。

「行き詰まり」から「再交渉」を経て「離別」へと向かった「不和」は，最後は，彼との関係についての喪の作業で終わった。悲しみや怒りを当然の感情として受け入れていく中で，最終回には患者は自らの進歩を振り返り，「まだ100%ハッピーではないけれど，彼からも，うつ病からも，大切なことを学んだ気がする」と言った。

1年後に再会したA子は，抑うつ症状もなく，編集の仕事も順調であった。A子の希望を最優先にしてくれる恋人もできて，元気に暮らしているとのことだった。「彼の前なら自分の気持ちを表現することもできるようになってきた」と，自己表現という自らの課題に引き続き取り組んでいた。A子のように，治療終了後にもIPTの効果が上がり続けるということは，さまざまな研究データから示されている。

対人関係療法（IPT）

105

B. 役割の変化

　40代の会社員の男性Bは，不本意な異動をきっかけにうつ病を発症した。「自分は元の部署であんなに頑張ってきたのに」という憤りがあったが，新たな部署に適応しなければという思いで仕事に励んだ。新たな部署では，それまでのBの仕事とは大きく違う要素があり，資格取得などもある程度「当然の前提」とされていた。Bの目には，あらゆる人が有能に見え，自分も同じように仕事ができなければという焦りから，過度の残業や休日出勤をしただけでなく，自宅にいる時も常に仕事のことが頭から離れない状態だった。

　Bの子どもはちょうど受験期にあり，Bの妻は子どもについて相談したいことがたくさんあった。ところがBは在宅時間が極端に短くなっただけでなく，家にいる時にも上の空の状態だったため，妻は強い不満を感じ，「あなたとはやっていく自信がない」と言い始めた。仕事もうまくいかず，妻からも離婚予告のようなものを受けたBは，自分は本当に無能な人間だという気持ちを強く持つようになり，うつ病を発症した。

　治療の中では，これらの問題のすべてが「不本意な異動」という出来事をきっかけに起こったものであること，本人が「自分はだめな人間だ」と思っている感覚がすべてうつ病の症状であること，「なぜ自分が異動させられたのか」という感情が正当な憤りとして肯定されていなかったこと，本来は異動という重大な変化を支えてもらうはずの妻に事情をよく話していなかったため「家族への関心がない」と誤解されてしまったことなどが，変化への適応を大きく妨げてきたことを明確にした。異動についての自分の気持ちを面接の中でよく表現し，それに基づいて妻の理解を得，新たな職場で支えてくれる人を見つけていく中で，もともと思っていた「他の人のように有能にできなければ」「資格をとらなければ」という思いこみから解放されて，今できることをしていく，という姿勢に転じていくことができた。また，そのような姿勢は，当初の「他の人のように有能にできなければ」という思いを抱えこんでいた時に周囲から感じられていた不自然な分離感とは異なり，同僚としてのつながり意識を感じることができ，また，「慣れない職場で大変だろう」という思いやりも周囲に生んだため，対人関係全般も良好になり，新たな職場におけるソーシャル・サポートも構築された。

Ⅱ. 心理的アプローチ　第4章

　問題領域の適切な選択はとても重要である。たとえばこの症例に対して単
に表面上の出来事を見て「妻との不和」というフォーミュレーションをして
しまうと，「職場も大変なのに家庭まで失うのか」という強い不安を患者に引
き起こしただろう。しかし，すべては異動という変化から派生しているもの
であり，IPT によって変化に適応していくことができれば万事が落ちつく，
という指針を与えたことは，患者の不安を減じる効果を持った。

8. IPT の国際的普及およびわが国における現状

　IPT は臨床研究の分野では早くから知られていたが，トレーニングのハー
ドルが高かったこと，中心的な創始者 Klerman が若くして亡くなったこと
もあり，一般臨床家の間に普及し始めたのは 1992 年の Klerman の死後であ
る。近年では，プライマリケア医師向けのうつ病治療ガイドラインや米国精
神医学会（APA）のうつ病の治療ガイドライン，英国の NICE ガイドライン
などでも有効な治療法として位置づけられている。

　他国で開発された精神療法を導入する際には，その適否を文化という観点
から考える必要があるが，IPT は，他の文化圏への適用に成功してきた精神
療法である。特に目を引くのはウガンダ[2]，エチオピアといったアフリカの
国々における活用であるが，IPT を多様な文化圏に適用することの容易さ
は，IPT の問題領域（「悲哀」「対人関係上の役割をめぐる不和」「役割の変
化」など）が，文化圏を超えた，本質的で普遍的なものであることを反映し
ていると考えられる。わが国においても摂食障害に対するパイロット研究で
国際水準と同等の治療成績が得られている[17]。うつ病に対してもパイロット
研究が行われ，日本の文化においても IPT が他文化圏と変わらず有効であ
る可能性が示されている（Oyama et al., 私信）。わが国においても IPT への
注目は高まっており，うつ病，双極性障害，摂食障害のガイドラインにも含
まれた。治療者養成も始まっている。しかし，保険適応となっていない現在
は，まだまだ数少ない IPT 治療者の治療を自費で受けざるを得ないという
状況にある。将来の保険適応に向けて，厚生労働科学研究において「対人関

係療法（IPT）の有効性に関する研究」が2007〜2009年度に，また，「対人関係療法の均霑化に関する研究」が2010〜2012年度に行われている。

　IPTが保険適応となっていない日本の一般臨床においては，定型的なIPTを行うことは困難であろうが，IPTの治療戦略のエッセンスは活用することができる。

おわりに

　「医学モデル」をとるIPTは，薬物療法との併用や切り替えも容易であり，日本の一般精神科臨床の場においても今後ますます有望な精神療法であると言える。当初は個人精神療法としてスタートしたIPTであるが，その後開発されたグループIPTでは，グループ療法に共通した利点の他，「対人関係の実験室」としてのグループの意義が指摘されている。その他，夫婦同席のIPT（IPT-CM），軽度認知障害患者に対して介護者とともに行うIPTなど，さらに発展可能な領域も多い。なお，診断閾値下のうつ状態に対するIPTの簡易版である対人関係カウンセリング（interpersonal counseling：IPC）[18]は，15〜20分程度のセッションを6回以内行うものであるが，GHQ（general health questionnaire）のスコアを有意に低下させたというRCT[11]がある。また，高齢者向けにセッション時間と回数を増した修正IPCが，身体疾患で入院している高齢患者におけるRCT[19]で，抑うつ症状と健康についての自己評価を有意に改善したことが示されている。精神科以外のプライマリケアなどの現場を訪れるうつ状態の患者に対して，わが国においても検証と活用が期待される。

　IPTについての詳細は，マニュアル等[15][16][27][28]を参照していただきたい。なお，IPTの最新情報については，The International Society for Interpersonal Psychotherapy（ISIPT）のウェブサイト（http://www.interpersonalpsychotherapy.org/）で得ることができる。

参考文献

1) Barth J, Munder T, Gerger H, Nüesch E, Trelle S, Znoj H, et al. : Comparative Efficacy of Seven Psychotherapeutic Interventions for Patients with Depression : A Network Meta-Analysis. PLoS Med. 10 (5) : e1001454, 2013.

2) Bolton P, Bass J, Neugebauer R, Verdeli H, Clougherty KF, Wickramaratne P, et al. : Group Interpersonal Psychotherapy for Depression in Rural Uganda : A Randomized Controlled Trial. JAMA Jun 18 ; 289 (23) : 3117-3124, 2003.

3) Browne G, Steiner M, Roberts J, Gafni A, Byrne C, Dunn E, et al. : Sertraline and/or Interpersonal Psychotherapy for Patients with Dysthymic Disorder in Primary Care : 6-Month Comparison with Longitudinal 2-Year Follow-up of Effectiveness and Costs. J Affect Disord Apr ; 68 (2-3) : 317-330, 2002.

4) Elkin I, Shea MT, Watkins JT, Imber SD, Sotsky SM, Collins JF, et al. : National Institute of Mental Health Treatment of Depression Collaborative Research Program. General Effectiveness of Treatments. Arch Gen Psychiatry Nov ; 46 (11) : 971-982, 1989.

5) Frank E, Kupfer DJ, Wagner EF, McEachran AB, Cornes C : Efficacy of Interpersonal Psychotherapy as a Maintenance Treatment of Recurrent Depression. Contributing factors. Arch Gen Psychiatry Dec ; 48 (12) : 1053-1059, 1991.

6) Frank E : Treating Bipolar Disorder : A Clinician's Guide to Interpersonal and Social Rhythm Therapy. Guilford Press, New York, 2005.

7) Frank E, Kupfer DJ, Thase ME, Mallinger AG, Swartz HA, Fagiolini AM, et al. : Two-Year Outcomes for Interpersonal and Social Rhythm Therapy in Individuals with Bipolar I Disorder. Arch Gen Psychiatry Sep ; 62 (9) : 996-1004, 2005.

8) Frank E, Kupfer DJ, Buysse DJ, Swartz HA, Pilkonis PA, Houck PR, et al. : Randomized Trial of Weekly, Twice-Monthly, and Monthly Interpersonal Psychotherapy as Maintenance Treatment for Women with Recurrent Depression. Am J Psychiatry May ; 164 (5) : 761-767, 2007.

9) Klein DF, Ross DC : Reanalysis of the National Institute of Mental Health Treatment of Depression Collaborative Research Program General Effectiveness Report. Neuropsychopharmacology May ; 8 (3) : 241-251, 1993.

10) Klerman GL, Weissman MM, Rounsaville BJ, Chevron ES : Interpersonal Psychotherapy of Depression. Basic Books, New York, 1984.（水島広子，嶋田誠，大野裕訳：うつ病の対人関係療法．岩崎学術出版社，1997）

11）Klerman GL, Budman S, Berwick D, Weissman MM, Damico-White J, Demby A, et al.：Efficacy of a Brief Psychosocial Intervention for Symptoms of Stress and Distress Among Patients in Primary Care. Med Care Nov；25（11）：1078-1088, 1987.

12）Markowitz JC, Kocsis JH, Fishman B, Spielman LA, Jacobsberg LB, Frances AJ, et al.：Treatment of Depressive Symptoms in Human Immunodeficiency Virus-Positive Patients. Arch Gen Psychiatry May；55（5）：452-457, 1998.

13）Miklowitz DJ, Otto MW, Frank E, Reilly-Harrington NA, Wisniewski SR, Kogan JN, et al.：Psychosocial Treatments for Bipolar Depression：A 1-Year Randomized Trial from the Systematic Treatment Enhancement Program. Arch Gen Psychiatry Apr；64（4）：419-426, 2007.

14）Miklowitz DJ, Otto MW, Frank E, Reilly-Harrington NA, Kogan JN, Sachs GS, et al.：Intensive Psychosocial Intervention Enhances Functioning in Patients with Bipolar Depression：Results from a 9-Month Randomized Controlled Trial. Am J Psychiatry Sep；164（9）：1340-1347, 2007.

15）水島広子：対人関係療法マスターブック—効果的な治療法の本質．金剛出版，2009.

16）水島広子：臨床家のための対人関係療法入門ガイド．創元社，2009.

17）水島広子：対人関係療法（IPT）の有効性に関する研究．厚生労働科学研究費補助金（こころの健康科学研究事業）精神療法の実施方法と有効性に関する研究　平成 21 年度　総括・分担研究報告書．pp76-82, 2010.

18）水島広子：対人関係カウンセリング「IPC」の進め方．創元社，2011.

19）Mossey JM, Knott KA, Higgins M, Talerico K：Effectiveness of a Psychosocial Intervention, Interpersonal Counseling, for Subdysthymic Depression in Medically Ill Elderly. J Gerontol A Biol Sci Med Sci Jul；51（4）：M172-178, 1996.

20）Mufson L, Dorta KP, Moreau D, Weissman MM：Interpersonal Psychotherapy for Depressed Adolescents, 2nd ed. Guilford Press, New York, 2004.

21）Mufson L, Dorta KP, Wickramaratne P, Nomura Y, Olfson M, Weissman MM：A Randomized Effectiveness Trial of Interpersonal Psychotherapy for Depressed Adolescents. Arch Gen Psychiatry Jun；61（6）：577-584, 2004.

22）Parsons T：Illness and the Role of the Physician：A Sociological Perspective. American Journal Orthopsychiatry Jul；21（3）：452-460, 1951.

23）Rosselló J, Bernal G：The Efficacy of Cognitive-Behavioral and Interpersonal Treatments for Depression in Puerto Rican Adolescents. J Consult Clin Psychol Oct；67（5）：734-745, 1999.

24）Swartz HA, Frank E, Cheng Y：A Randomized Pilot Study of Psychotherapy and

Quetiapine for the Acute Treatment of Bipolar II Depression. Bipolar Disord Mar；14
（2）：211-216, 2012.

25) Swartz HA, Rucci P, Thase ME, et al.：Psychotherapy alone and combined with
medication as treatments for bipolar II depression：a randomized controlled trial. J
Clin Psychiatry Mar/Apr；79（2）, 2018.

26) Weissman MM, Prusoff BA, Dimascio A, Neu C, Goklaney M, Klerman GL：The
Efficacy of Drugs and Psychotherapy in the Treatment of Acute Depressive Episodes.
Am J Psychiatry Apr；136（4B）：555-558, 1979.

27) Weissman MM, Markowitz JC, Klerman GL：Comprehensive Guide to Interpersonal
Psychotherapy. Basic Books, New York, 2000.（水島広子訳：対人関係療法総合ガイド.
岩崎学術出版社, 2009）

28) Weissman MM, Markowitz JC, Klerman GL：Clinician's Quick Guide to Interpersonal
Psychotherapy. Oxford University Press, New York, 2007.（水島広子訳：臨床家のため
の対人関係療法クイックガイド. 創元社, 2008）

29) Wilfley DE, MacKenzie KR, Welch RR, Ayres VE, Weissman MM：Interpersonal
Psychotherapy for Group. Basic Books, New York, 2000.（水島広子訳：グループ対人関
係療法. 創元社, 2006）

30) Zlotnick C, Johnson SL, Miller IW, Pearlstein T, Howard M：Postpartum Depression in
Women Receiving Public Assistance：Pilot Study of an Interpersonal-Therapy-
Oriented Group Intervention. Am J Psychiatry Apr；158（4）：638-640, 2001.

Ⅲ

生物学の最先端

第5章

うつ病・双極性障害は
神経生物学で理解できるか

加藤　忠史

はじめに

　本書の「『うつ』の舞台」というタイトルは，あえて「うつ病」でなく，「うつ」という言葉が用いられている。「うつ病」は病気であるが，「うつ」は現象であろう。「うつ」には「うつ病」がもちろん含まれるが，うつ病以外のさまざまな「うつ現象」も含まれるということであろう。そこに，「うつ」を文化，社会，経済など多方面から議論する土壌が生まれることになるが，本章では，幅広い「うつ現象」ではなく，「うつ病」および「双極性障害」という，疾患に限定して議論したい。

　しかしながら，「うつ現象」と「うつ病」の境界線をデジタルに引くことは難しいうえ，明らかな「うつ病」においても，生物・心理・社会のさまざまな要因が関与することは明らかである。このように拡散しがちなうつ病についての議論であるが，筆者は，うつ病・双極性障害に罹った人たちに対し，医学の立場から医師として何ができるかについて考えたい。

なぜ生物学的研究を行うのか

　筆者がうつ病・双極性障害の神経生物学研究を行っているのは，現在，それが最も遅れており，そこがボトルネックとなって，患者が回復することができずにいると考えているからである。

　研修の当初は精神科診断学における精神病理学の重要性を学んだ。その後，治療の実践を学ぶ中で，さまざまな理由で患者が回復へ向かい損ねている現状を目の当たりにした。リチウムという有効な薬があるにもかかわらず，自らの疾患を受容していないがために，治療を受けようとせず，再発を繰り返す患者も少なからず存在する。こうした場合は，心理教育によって患者が救われる。患者に対する疾患啓発活動によって，それまで病気と思っていなかった人が病気と気づき，適切な治療に結びつくケースも多いと思われる。また，患者の症状により，家族の表出感情（expressed emotion）が誘発され，再発の誘因になるという，悪循環が形成されている場合もあり，こうした場合は家族療法が有効であろう。一方，当時は，医師の中にも，躁状態が治ったらリチウムを中止して，また悪くなったら来て下さい，と言うような医師も少なくなかった。また，三環系抗うつ薬により急速交代化が引き起こされているケースも少なくなく，こうした場合，三環系抗うつ薬を中止するだけで安定することも多かった。こうした問題に対しては，精神科医に対する啓発が重要であると考えた。そのため，双極性障害の専門書を執筆したりもした。最近では日本うつ病学会による治療ガイドラインの策定などの対策も進んでおり，こうした活動によって救われる患者もいると思う。

　しかしながら，心理・社会的な配慮を行い，適切とされる治療を行ってもなお，回復しない患者がいることもまた現実である。

　うつ病に関しては，こうした問題に加え，うつ病とは……と専門医が一般に向けて「啓発」できるほどに，その実態を理解できているのか，という根本的な問題が残る。双極Ⅰ型であれば，標準的な診断，標準的な治療というものを想定することができるが，うつ病の場合には，その見立て，対応においても，あらゆる選択肢があり，どれが正しいのか誰にもわからないのが現状である。精神科医の身近な人がうつ病になった時ですら，それを一刀両断

に治せるという訳ではない。うつ病の啓発においては，非専門家の知識の乏しさを専門家が補うという，科学コミュニケーションにおける「欠如モデル」はそもそも機能しない。それは，専門家の知識自体が未完成で不十分だからである。

うつ病については，知識を啓発するよりも前に，良質で意義ある知識を蓄積するための研究が必要な段階なのである。うつ病・双極性障害が，生物・心理・社会の複合要因によって生じる脳の神経生物学的な変化によって，どこまで説明できるのか。神経生物学的な要因で主に説明できるコアな患者群とは，どのような一群であるのか。あるいは，各患者において，神経生物学的に説明できる部分はどこまでであり，どこからが心理的，社会的に解釈すべきものであるのか。その神経生物学的な要因を踏まえずに，心理・社会的な文脈だけでうつ病を捉えようとすることはあまりに無謀であろう。

うつ病・双極性障害の心理・社会的な研究のためにも，その土台となる神経生物学的な理解は不可欠のはずである。

双極性障害とは

双極性障害は躁状態，うつ状態を繰り返し，各病相はいずれ回復する性質のものであっても，病相中の行動によって，退職，離婚などの社会的な後遺症を背負ってしまい，潜在能力を持った者であっても，社会的な生命を失い，場合によっては長期に就労できず精神障害者としての人生を余儀なくされるという疾患である[6]。

精神神経疾患の中には，根本治療が困難と思われるものも含まれるかもしれないが，双極性障害の場合は，寛解期という状態が存在し，これを維持すればよいと考えられることから，根本治療の可能性が期待できる。しかしながら，再発さえさせなければよいという，その現実的な目標が，臨床場面では容易には達成できていない。潜在的には治せるはずの患者が治せていない，というジレンマがある。双極性障害患者における完全な寛解の維持を実現するには，根本的な原因を解明し，それを元に根本治療を開発する必要がある。

双極性障害は診断の難しい疾患である。発症から予防療法の開始までに平

均 9.6 年という統計がある。患者会のアンケートでも，4 分の 3 は初診で双極性障害以外の診断を与えられたという。将来躁病エピソードが出てくるかどうかを初診で見分けることはできず，初発の大うつ病エピソードはうつ病と診断するのが正しい以上，これは決して誤診というわけではない。しかしながら，患者の立場から見れば，10 年も間違った治療を受けてきたのか，と愕然としてしまうのも当然である。医師としてベストを尽くした結果うつ病と診断しても，それが結果として，患者にとっては誤診であったとみなされてしまうという，互いに不幸な状況が生じているのである。その意味では，根本治療法の開発と同時に，診断法の開発も重要な課題である。

　双極性障害とうつ病は，DSM-Ⅳまでは気分障害の中に一括りにされていたが，DSM-5 より，まったく異なる診断カテゴリーに位置づけられた。これは，双極性障害とうつ病の間で症状面では共通性がある一方，ゲノム研究，脳画像研究などでは，むしろ双極性障害と統合失調症との共通点がみられるといったことから，双極性障害はうつ病とも統合失調症とも異なる別のカテゴリーに位置づけられたものであろう。

　とはいえ，外来でうつ病と診断している患者の中に一定程度，潜在的な双極性障害患者が存在する以上，両者の関係性を決して軽視すべきではなかろう。

うつ病とは

　現在，うつ病と診断している患者の中には，潜在的な双極性障害患者に加えて，アルツハイマー病による認知症やレビー小体型認知症などの前駆症状の者も当然含まれている。これに対して，通常，精神科医は，うつ病患者の中に，認知症という別の病気の前駆症状の者が混ざっているので鑑別に注意すべきだ，という論調となる。双極性障害や認知症の患者を，うつ病と誤診している，というのである。

　このような発想で進めていくと，おそらく将来，うつ病というものはなくなってしまうであろう。それどころか，精神疾患というものすらなくなるかもしれない。さまざまな神経生物学的な要因によって一定の精神症候群を呈するものが精神疾患である，と考えずに，現状のように，神経生物学的基盤

が同定されたものは精神疾患ではない，と考え続けたとしたら，精神科医の活躍の場は，病因解明に伴って狭くなり続けるばかりであろう。

アミロイドPETがいずれ臨床で用いられるようになる。現時点では，抗アミロイド薬が実現していないため，広がりそうにないが，脳内のアミロイドβを減少させる薬が開発されたら，老年期の精神科臨床は大きく変わると予想される。高齢者のうつ病においては，アミロイドPETを施行し，アミロイドβの蓄積が認められれば，アルツハイマー病の前駆症状によるうつ病であると診断し，抗アミロイド薬を用いる，という臨床になるわけである。その時に，これはアルツハイマー病であって，うつ病ではない，ということになれば，現在うつ病とされている方々の多くは，精神疾患から「神経疾患」に移行することになってしまう。

精神疾患とは，さまざまな原因による身体疾患による精神症候群の集合体であるとの認識を持ち，こうした患者群に対し，身体を基盤とした診断・治療全般を担当する気概を持たない限り，精神医学に未来はないのである。

精神疾患とは

村井俊哉氏は，これまでの精神医学では，精神疾患には，症状や経過の特徴のような，目に見えるものでは記述できない「本質」が存在することが仮定されてきた，と指摘している[9]。興味深いことに，村井氏はこの現象を，カプグラ症候群に対する考察から導き出した。カプグラ症候群では，たとえば母親に対して，「姿形も声もそっくりだが，母親ではない」と確信する。そこには，姿形や声などの属性では現すことのできない「本質」が存在することが前提となっている。同様に，精神科医の持つ精神疾患概念においても，症状や経過の特徴のみでは記述できない本質がある，と信じられてきたのだという。そして，DSMが日本に受け入れられる際の軋轢を，「本質」を扱おうとする伝統的精神医学と，「姿形」を扱おうとするDSMの間の摩擦であったと考察している。

この村井氏の考察は，筆者にとって腑に落ちるものであった。筆者は以前，「完璧なうつ病の演技を覚えた役者を養成し，ミシュランのような覆面調査員として，多くの精神科を受診させ，精神科の診断一致率を調べれば，精神

科医による治療がどれだけ均てん化されているか，という現状を把握することができるのではないだろうか」と考えたことがあった。しかし，この考えは，すぐに袋小路に至った。「完璧なうつ病の演技を身につけた役者を，芝居の通りに診断するのと，芝居を見破るのと，どちらを正解としてデータを分析すべきなのか」という問いへの回答について，明確に説明することができなかったのである。

　おそらく，本書の執筆陣は，芝居であることを見破るのが正しいに決まっている，とお答えになると推測する。しかし，事はそう単純でもないように思う。以前，国際共同治験に参加するために，症状評価の訓練に参加した折，米国で作られた症例のビデオを見ながら症状評価を行ったが，他の医師と同じような評価にならなかった場合，一致した評価ができるようになるまで，症状評価の練習を続ける必要があるとのことであった。そのビデオは一応本当の患者だったと思われるが，躁病としては少々納得の行かない症例であり，むしろ，役者による迫真の演技の方がましではないか，と思ったほどである。症状評価による評価者間一致度を高めるよう練習するのに，わかりにくい本当の患者と，症状評価の練習に都合のよい典型的な症状を示す役者と，どちらがよいか，ということになると，どちらが正しいのかわからなくなる。

　「精神疾患には，目に見える症状だけでは定義できない本質がある。しかし，目に見える神経基盤があるものはうつ病ではない。」そう考えてしまうと，もはや精神疾患は幻でしかなくなるのである。

精神科診療の未来

　では，われわれはどのような精神科診療を目指すべきなのだろうか。

　現状では，われわれは言語的コミュニケーションによる病歴と体験症状の聴取や，観察など，面接による診断を重視している。しかし，精神疾患における脳病態を診断するには，これらの方法だけでは不十分である。面接という間接的な方法だけでなく，直接脳の病変を調べる方法や血液バイオマーカーの開発が不可欠である。

　また，現状ではDSMに基づいて，どのような症状がどれだけの期間続く，という形で，精神疾患が操作的に定義されており，これは医学としては未完

成の状態である。

近代病理学の父と呼ばれる Virchow R（1821-1902）は，病気は細胞の質的・量的変化によって生じる，と定義した。今も医学の基本は病理学であり，疾患は病変の性質によって定義される。この細胞病理学に基づく疾患理解という医学の王道によって，迫れるところまで精神疾患に迫り，それでもなお残された部分についてのみ，精神医学特異的な議論が行われるべきではないだろうか。

現状，うつ病で受診すると，薬が効き始めるのに 1, 2 週間，回復までには 3ヶ月かかります，ということになる。これは患者の立場で考えると，途方もなく長い時間である。最近，ケタミンがうつ病に 1 時間もたたないうちから効果を発揮すると報告され，注目されている[11]。ケタミン自体は，精神病の副作用，依存の懸念などがあり，新規治療法として無批判に礼賛するわけにはいかないが，こうした治療法が現れてみると，改めてこうした画期的治療法がどれだけ待たれていることかが痛感される。

また現在でも，新規治療法の開発というと真っ先に思いつくのは薬であるが，以前，患者会での講演の折に，われわれは新規治療薬の開発を目指して研究している，と述べたところ，その完成した薬を私たちは一生飲まなければならないのか，とのご質問をいただいた。以前，日本うつ病学会における講演で，神田橋條治氏も，本来，治すとは，医者に来なくてもいいような状態へ導くことであるのに，現在の研究では，抗うつ薬をいつやめるか，医者にかからなくてもよいようにするにはどうしたらよいのか，という研究がまったく見当たらない，という意味のことをおっしゃった[3]。

確かに，医者に通わなくてもよくなることを治癒とすると，統合失調症や双極性障害のように，慢性に経過する精神疾患は，治癒しないということになってしまう。しかし，これは本態性高血圧や糖尿病でも同じである。たとえ長期の服薬が必要であっても，副作用が問題にならず，効果が十分であれば，それは治癒したのと変わらない状態と言ってよいと考えている。しかしながら，さらにその先をも目指すべきであろう。糖尿病でも，膵島移植という根本治療が研究されている。双極性障害においても，細胞レベルの病理学的基盤が解明されれば，神経幹細胞移植の研究も夢ではなくなるであろう。

120

現状では，再発を繰り返して社会生活ができない人だけでなく，たとえリチウムにより完全に病相がコントロールできている人でも，双極性障害で治療薬を服用しているということだけで，「心」を病む者として扱われてしまう。「心の病」「精神疾患」という名前自体も，こうした偏見の元であろう。本来病気とは，細胞の病理を反映するものであって，身体がなるものである。精神が脳の機能であるとすれば，病気が精神疾患と神経疾患に分けられること自体，ナンセンスであり，研究が進めば両者が脳疾患として統一されるはずである。

これまでの精神疾患研究

過去半世紀の研究は，1950年前後に発見された向精神薬の作用メカニズムを調べる神経精神薬理学を基盤としていた。偶然に近い形で発見された，イミプラミンの抗うつ作用を元にして，標的分子をセロトニントランスポーター，ノルアドレナリントランスポーターに絞り込み，構造を少し変化させた化合物で，同様の分子レベルの作用を持つものを"動物モデル"を用いてスクリーニングし，これを臨床試験して，"新薬"を開発するということの繰り返しであった。

しかし，画期的な薬が生まれたかというと，たとえばイミプラミンの水素が塩素に変わった（クロミプラミン）からといって，画期的と言えるかどうかは疑問である。フルオキセチン，パロキセチンとなると，構造は異なるが，セロトニントランスポーターに作用するという点では変わらず，抗コリン性の副作用を取り除くという点では大きく改善したものの，効果の面では改善するどころか，むしろ弱くなった可能性も否定できない。画期的な進歩であったかどうかは微妙なところである。

すでに世界の大きな製薬会社の中には，向精神薬の臨床開発を中止したところもあるという。こうした決定には，イミプラミンの効果がセロトニントランスポーターを介しているなら，より特異的な薬の方が効くと考えられたのに，セロトニン選択性にしてもまったく効果が高まらなかったことへの失望感が反映されているのかもしれない。事情は抗精神病薬でも同様であり，抗精神病薬がドーパミンD_2受容体を介して作用するなら，D_2選択性を高め

ればより作用が強くなるかと期待されたにもかかわらず，必ずしも効果は高まっていない。現在，よく用いられる薬の多くは，むしろ多数の受容体に作用する薬である。

さらに，臨床試験では，時代とともに，薬の効果は変わらなくても，プラセボの効果が高まってきたために，有意差が出にくいという現象が生じている。これは結局，バイオマーカーなしに臨床試験の患者をリクルートすると，さまざまな患者が参加した結果，プラセボが有効な患者が含まれてしまう，ということが問題と考えられる。こうしたことから，向精神薬の臨床試験の行く末が懸念されているのである。

これまで使われてきた"動物モデル"は，イミプラミンを注射してから泳がせると，より長時間泳ぐという，「強制水泳試験」というようなものであり[7]，これがうつ病と直接関係ないということは，多くの研究者はわかっているはずであるが，それがわかっていながら確信犯的に用い続けているのが現状である。これらの試験は，結局，モノアミンを増やすという作用を見ているだけであり，モノアミンを介して作用する薬の開発には有用であったが，まったく新しい作用機序を持つ画期的新薬の開発は，一つも成功していないのである。

これまでの双極性障害研究

双極性障害の場合は，事態はより深刻である。

リチウムの発見は，19世紀末，あるいは20世紀半ばであった。その後，リチウムの作用機序として，さまざまな仮説が提案されたが，元の物質がイオンであるだけに，誘導体ができない上，動物モデルがない。あるのはアンフェタミンによる多動を躁状態とみなすといったモデルのみであり，病相を反復するようなモデルがないため，予防効果を検定する方法がない。そのため，リチウムを元にして作られた薬は，現在に至るまで，一つも存在しない。

そのような中で，他の病気（てんかん，統合失調症）のために開発された薬の中に，双極性障害に有効な薬が次々と発見され，使われるようになったものの，双極性障害の薬として設計され，開発された薬は，未だかつて一つもないのが現実である。

122

Ⅲ．生物学の最先端　第5章

双極性障害研究のストラテジー

　それではどのように研究を進めたら良いであろうか。

　まず，双極性障害の疫学研究の中で最もよく確立しているのは，ゲノム要因が関与しているという事実である。そこで，影響の大きなゲノムの変異を発見し，動物モデルを作り，それが双極性障害のモデルとして妥当であるかどうかを評価することが重要である。

　ゲノム変異によって生じる双極性障害は，あったとしてもごくまれなはずである。これはアルツハイマー病でも，パーキンソン病でも，まったく同様である。しかしながら，APP（アミロイド前駆蛋白）やパーキンといった，患者全体の1％にも満たない，まれな家系の原因遺伝子を元に動物モデルを作製し，これが患者に共通な病理学的変化（アミロイド β の蓄積や黒質の変性）を有していることを元に，研究が進められている。

　精神疾患の場合も，こうしたまれな原因でもよいから，何種類かの原因遺伝子を同定し，その最終共通経路を探し出し，最終的にこれが双極性障害という表現型と対応する，という脳の病変を見出すことが肝要である。これが十分に行われていないのが現状であり，この部分こそが，現在の精神疾患研究に最もかけているところである[8]。

　現在，海馬などを中心に研究が進められているのは，決してそこに病変があると分かっているからではない。海馬の神経細胞がきれいに並んでいて解析しやすいとか，海馬であれば神経科学の実験技術の多くを用いることができる，といった，もっぱら技術的な理由によるのである。もし本当に海馬が原因であれば，とうに双極性障害の原因は解明されているであろうし，そもそも記憶学習に関わることが分かっている海馬の病変では，双極性障害は説明できない。

　現状で分かっている病気はどのようなものであるか，神経病理学の教科書を開いてみると，海馬，大脳皮質，小脳，線条体など，特定の脳部位に病変が集中しており，辺縁系，視床下部などの病気は極端に少ない。そういうものは，おそらく現状では，精神疾患とされているのであろう。そういう疾患を一つ一つ切り取っていかないと，医学の進歩につながらないのである。

うつ病・双極性障害は神経生物学で理解できるか

しかし，ヒトの脳は非常に大きく，ヒトの脳を 400 倍の顕微鏡で見たら体育館くらいの広さになる。そのどこに原因があるのかをしらみつぶしに調べることは大変に困難である。

ヒトの脳全体の網羅的検索は不可能に近いが，動物モデルであれば，網羅的に病変部位を探索することも何とか可能である。しかし，動物実験で見出した病変は，最終的にはヒトの脳で確認する必要がある。その病変の存在が確認できて初めて，病気を脳の病変によって定義することが可能となる。たとえば，前部帯状回××細胞萎縮症，といったように，脳の病変に基づいた名前で精神疾患が再定義される。

その次には，動物モデルを用いて，診断法，治療法を開発する。

その後，開発された画期的新薬の臨床試験を行うためには，脳病変を直接診断できる方法を用いて診断した対象を選択する必要がある。10 年後に新薬ができた時に，患者選択をまだ DSM に基づいて行っているようでは，薬は開発できないであろう。特定の原因に直接作用する薬は，その原因を持っている患者にこそ有効であろうし，前述のプラセボ反応の問題もある。

精神疾患の原因解明の例——ナルコレプシー

このように述べると，精神疾患解明など気が遠くなるような話で，無理だと思われるかもしれないが，決してそんなことはない。たとえば，最近，実際に原因が解明されつつある精神疾患として，ナルコレプシーがある。

ナルコレプシーは，1672 年に，（ウィリス動脈輪にその名を残す）英国の医師 Wills T が，最初の症例を記載したことに始まる。睡魔に襲われると会話中でも寝込んでしまうといった症状や，コーヒーが奏功するといった治療の手がかりについても記載されているという[2]。その後，1880 年にフランスの神経科医 Gelineau が Narcolepsy と命名し，「大笑いしたりした時に下肢の力がぬけて崩れ落ちる」という，情動脱力発作を記載した。1933 年には，Levin M が睡眠麻痺を，Moyer HN が入眠時幻覚を記載している。

1950 年代には，高橋，本多らによって，イミプラミンが情動脱力発作に有効であることが発見された。その後，眠気に対する精神刺激薬の有効性も発見され，治療が可能になってきた。

そんな中，1984年には，HLAクラスⅡ DQ，DR領域との100％の関連という，これまでの医学の歴史の中でも，最も強いHLAとの関連が，十字，本多らによって見出された。当時，まだ学生であった筆者はその所見を知り，間もなくナルコレプシーが自己免疫疾患であることが同定されるだろうとエキサイトしたことを覚えている。

ところが，その後の進展は平坦ではなく，自己免疫が原因とする証拠はなかなか見つからなかった。そのため，HLA領域にある他の遺伝子が原因ではないとして検討されたこともあり，筆者も，TNFα阻害薬で情動脱力発作が悪化するという事実に基づき，HLA領域にあるTNFα遺伝子を調べてみたこともあったが，ナルコレプシーと関連した遺伝子変異は見られなかった。

しかし，1999年に大きなブレークスルーがあった。オレキシン（ヒポクレチン）という，新規に発見されたペプチドの機能を調べるために作られたノックアウトマウスが，ナルコレプシーによく似た症状を示したのである。一方，イヌナルコレプシーの連鎖解析でも，オレキシン2受容体の変異が原因であることがわかった。

2000年には，ナルコレプシー患者9名中7名で髄液オレキシンが消失していることが見出され，2005年には，患者死後脳視床下部でオレキシンニューロンが89％減少していることが判明した。

しかしながら，その後，血漿オレキシン抗体が探索されたにもかかわらず，その結果は不一致であった。

2009年になって，ゲノムワイド関連研究（GWAS）で，T細胞受容体遺伝子との関連が見いだされた。さらに，2009年の中国におけるH1N1型インフルエンザ流行，および欧州におけるH1N1型インフルエンザワクチン接種後に，ナルコレプシーが増加したという疫学的な事実が見いだされた。

こうした一連の研究により，ナルコレプシーは，遺伝的体質に，感染などが加わって起きる自己免疫疾患ではないかと考えられている[1]。

HLAとの関連が特定されてからすでに30年が経過している。精神疾患の原因解明は，その位の長い時間のスパンで考える必要があるということだろう。

双極性障害のゲノム研究

　双極性障害の原因解明のスタート地点となるのが，ゲノム研究である。

　双生児研究で，一卵性双生児の方が二卵性よりも一致率が高かったことから，遺伝の関与が明らかとされてきた。しかしながら，この考えには落とし穴があったことが，最近わかってきた。すなわち，統合失調症や自閉症では，両親のゲノムにはなかった変異が新たに生じる，「デノボ変異」が関与することが解明されてきたためである。親から伝達された変異と同様に，デノボ変異も一卵性双生児では一致する。したがって，一卵性双生児での高い一致率は，ゲノムの変異によるものであることを示してはいたが，それが親から遺伝したものとは限らない，ということになる。自閉症や統合失調症では，染色体の一部が欠失あるいは重複しているコピー数変動（CNV）との関連が明らかにされ，デノボCNVも関与していることがわかった。さらに，デノボ点変異も関与することがわかった。このデノボ点変異は，父親の年齢が高くなると増えることが見出されている。これらをあわせると，自閉症，統合失調症の孤発例の数十％にデノボ変異が関与すると考えられている。

　双極性障害におけるゲノム研究では，これまで，多発家系の解析を行うことが多かった。しかしながら，実際には，双極性障害患者の多数には，家族歴がない。デノボCNVの関与は大きくないと考えられているが，われわれは孤発例の双極性障害患者と両親のトリオ家系の解析により，双極性障害とデノボ点変異の関連を見出した。双極Ⅰ型や統合失調感情障害のような重症例では，デノボ変異はカルシウム結合蛋白に多かった[5]。

　ゲノムワイド関連研究では4000名を超えた段階で，ゲノム全体で有意なピークが初めて現れ，これがカルシウムチャネルの遺伝子であった。もともと，双極性障害では，血液細胞で細胞内カルシウム濃度が高いことが注目されていたため，これまでの知見にも合致すると考えられた。

　このような状況の中，われわれは遺伝性疾患の症状の一つとして双極性障害を示す疾患に着目している。双極性障害を合併することのある疾患としては，ダリエ病，ウォルフラム病，ミトコンドリア病などが知られている。前二者は小胞体の遺伝子の疾患である。カルシウム濃度が低く保たれている細

胞内において，小胞体とミトコンドリアは，いずれも高濃度のカルシウムを蓄積している細胞内小器官であり，前述の通り，双極性障害と細胞内カルシウム代謝の関連が指摘されていることからも注目される。

双極性障害の原因脳部位とは

　双極性障害における脳の病変はどこかについては，MRI を用いて網羅的に形態を計測する VBM（voxel-based morphometry）という方法により行われた研究のメタ解析の結果，前部帯状回と島皮質の2ヶ所の灰白質体積が減少しているとの結果が見出されている。前部帯状回は扁桃体などに線維を送っており，情動の制御に関与していると推定されている場所である。それでは，これらの脳部位が双極性障害の原因脳部位かというと，それほど単純ではなさそうであり，前部帯状回の体積減少は，PTSD，統合失調症，うつ病に共通である。もう一つの島皮質は，内臓感覚に関係している場所であるが，Damasio A のソマティックマーカー仮説などにおいて，身体感覚と情動の関連が指摘されていることから，やはり情動との関わりが示唆される。双極性障害よりは心気症などに関連していそうな場所であるが，この部位の体積減少も，統合失調症でも見られる。したがって，いずれの部位も双極性障害に特異的とは言えない。

　MRI の研究で同時にわかったのは，リチウム服用中の患者では前部帯状回の体積が減少していないということであった。リチウムは培養細胞で神経保護作用が示されている。あるいはリチウム投与後に中大脳動脈を結紮すると脳梗塞が小さくてすむ，といった所見もある。双極性障害患者でリチウム服用者では前部帯状回が小さくないことや，リチウム服用後に灰白質体積が増加するといった所見から，このリチウムの神経保護作用は in vivo でも発揮されていると考えられた。

　このように，一つ一つの所見は断片的ではあるが，遺伝学でカルシウム関連遺伝子との関連が指摘されていること，血液細胞でカルシウム濃度が上昇しやすいことが指摘されており，細胞内カルシウムは細胞死に関連していること，リチウムは神経保護作用があること，脳の一部で灰白質体積が減少していることなどを考えると，もともと双極性障害では細胞レベルで細胞スト

レスに対する脆弱性が存在し，それに対して気分安定薬が神経保護作用を介して作用を発揮すると考えられる。

われわれは，その一つのメカニズムとして，ミトコンドリアに着目している。双極性障害がミトコンドリアの病気であると考えているわけではない。双極性障害の病態の中心はおそらく細胞内カルシウム代謝であるが，細胞内カルシウム代謝に影響を与える遺伝子変異は多数あり，その一つとして，ミトコンドリア DNA 変異の蓄積を引き起こすような遺伝子変異に着目した研究を進めている，ということである。

双極性障害におけるミトコンドリア

筆者が滋賀医大に赴任した頃，ちょうど滋賀医科大学附属病院に MRI 装置が設置された。その直前に，磁気共鳴スペクトロスコピーという，生きている人の脳の化学分析を行う方法があることを知り，感銘を受けたばかりであったが，折しも MRS を専門とする犬伏教授が滋賀医科大学に着任されたことから，犬伏教授の門をたたき，MRS の研究を開始した。その結果得られた結果が，うつ状態で高エネルギーリン酸の一つであるクレアチンリン酸が低下しているという所見であった。その後，他のグループから報告されたミトコンドリア病の一種である慢性進行性外眼筋麻痺（CPEO）でも同様の所見が報告され，双極性障害に伴い，ミトコンドリア病でしばしばみられる症状である眼瞼下垂を呈した症例に出会った経験があったことから，その関係に着目したのが始まりであった。

CPEO は，核遺伝子の変異により，二次的にミトコンドリア DNA（mtDNA）の欠失が生じる疾患である。神経細胞の核 DNA は，出生前後に作られたものが一生にわたり存在しているが，mtDNA は常に作り続けるため，いったんエラーが起きると，これが蓄積していくと考えられる。

当時唯一報告されていた，CPEO と気分障害をつなぐ文献は，うつ病を反復後に CPEO を発症した症例で剖検を行ったところ，mtDNA が筋にも見られたが，むしろ脳に多かった，という報告であった。この報告では，反復性うつ病が，脳への mtDNA 欠失の蓄積によるのではないかと考察されていた。

そこで，米国滞在中，双極性障害患者の死後脳において mtDNA 欠失を定量し，これが増加していることを示した。

その後，ミトコンドリア病と双極性障害が連鎖している家系や，ミトコンドリア病患者の構造化面接で 7 割の患者が気分障害を持っているといった報告がなされ，ミトコンドリア病と気分障害の関連について，少しずつ認識されるようになった。

そこで CPEO の原因遺伝子である mtDNA 合成酵素（Polg）の変異体を脳のみで発現するモデルマウスを作成し，行動を観察したところ，周期的に行動が変化し，これがリチウム中止により誘発されることを見出した[4]。

精神疾患のモデルマウスは，三つの妥当性，すなわち構成的妥当性（原因が同じである），表面妥当性（症状が類似している），予測妥当性（臨床的に有効な薬が奏効する）の三つを満たすべきものとされているが，これを満たしているといってよいと考えた。

気分安定神経系仮説

しかし，ミトコンドリアはすべての細胞に存在するものである。ミトコンドリアは糖尿病やパーキンソン病とも関連していると言われており，結局，ミトコンドリア機能障害により，どのような細胞が傷害されるかが最も重要と言うべきであり，ミトコンドリアと双極性障害の関連を指摘しただけでは，何一つ問題は解決していないと言うべきであろう。すなわち，ミトコンドリア機能障害により傷害されるのは，糖尿病であれば膵臓の β 細胞，パーキンソン病であれば黒質のドーパミン神経細胞である。これらにあたるものを双極性障害で探索することこそ，重要である。

もし，双極性障害においてミトコンドリア機能障害によって傷害されている脳部位があったとしたら，それはどのような機能を持つ神経系であろうか。

ミトコンドリア機能障害がゲノムの変異を元にしたものであるとすれば，それは生涯続いているはずである。双極性障害のミトコンドリア仮説というと，しばしば，うつ状態でエネルギーが失われた状態になることとの関連が問題とされるが，その仮説では躁状態は説明できない。素因依存的な障害によって，躁状態，うつ状態という両方向性の障害を引き起こすメカニズムと

して考え得るのが，うつになったら気分を高め，躁になったらこれを抑え，という，気分安定化機構が脳内に存在し，この神経系が失われて行く，という仮説である。もう一つの仮説は，この気分安定化機構は，神経細胞の構造可塑的な変化により実現されており，その可塑的変化の速度が遅れてしまうために，こうした安定化機構が遅れたり，逆に行きすぎたりするのではないか，という説である。前者が気分安定神経系の変性仮説，後者が可塑性仮説というべきものである。細胞死にも神経可塑性にも細胞内カルシウム代謝が関わっていることから，ミトコンドリアをはじめ，あらゆる原因による細胞内カルシウム代謝の変化が双極性障害の病態の中心を占めており，その最終共通経路がこうした気分安定神経系の変化であると考えることができよう。

　気分安定神経系が本当にあるのか，あるとしたらそれをどのように同定したらよいのか，というのがわれわれの課題であったが，パーキンソン病では，黒質でmtDNAの欠失が蓄積していることが報告されていることから，mtDNA欠失の蓄積している場所を探索すれば良いと考え，研究を進めた結果，視床室傍核という場所にmtDNA欠失が蓄積していることを見出した[4]。

ブレインバンク

　マウスで「気分安定神経系」の場所を同定できたら，次はそれを患者死後脳で確認する必要がある。しかしながら，現在，日本では精神疾患患者の死後脳はほとんど蓄積されておらず，研究推進には，脳を集積することが必須である。しかし，精神科では剖検の機会は少ない。ブレインバンクを設立するなどして，より積極的に集積する他ないのが実情である。

　脳は人にとって最も大切な身体の部位であって，研究者主体で，脳を集めたい，と言う性質のものではない。研究者に言えることは，脳を調べないと，原因は解明できず，治療法，診断法の開発はできない，というだけである。当事者，特に，すでに献脳登録をされた当事者の方や，献脳された患者さんの遺族，といった方々が声を上げていくことが唯一の道ではないかと考えている。

精神疾患解明のロードマップ

　ここで示した精神疾患解明のロードマップは，現状では決してうまくいっているとは言えない。精神疾患の場合，そもそも動物に精神疾患があるのか，あったとしても診断できるのか，という根本的な疑問があり，動物を用いた基礎研究だけで解明できるとは言いがたい。一方，臨床研究は，基本的に観察研究であり，ゲノム，脳画像，というかけはなれた両極端な部分しか観察できず，細胞から神経回路までのレベルの研究が困難である上，メカニズムを解明することはできない。その両者が有機的に相互的に連携して進めていくしかない。しかしながら，基礎研究と臨床研究では，それぞれに独自の考えや文化があり，その協調がなかなか進んでいないのが現状である。

精神医学の未来

　こうした社会的な困難を克服して，双極性障害や反復性うつ病の原因神経回路を解明した研究がさまざまな施設から次々と報告され，現在うつ病，双極性障害と診断されている患者の中から，少しずつ，明瞭な神経基盤を持つ群を切り取っていく必要がある。筆者のこうした考えに対しては，脳の病気と心の悩み，社会的問題などがそんなにクリアに分かれるものではないはずだ，という批判もあるだろう。斎藤環氏は，「現代思想」誌で，疾患が軽症化し，精神障害と非特異的な援助希求行動との区別がますますつけにくくなっていくという精神医療の未来を描いている[10]。

　確かに，統合失調症をはじめとする精神疾患の軽症化は，多くの精神科医の共通認識となっているところである。その要因について，さまざまな議論があろうが，最大の要因は，医学の進歩であろう。近年では，致死性緊張病などという病名が用いられることは少なくなっている。医学が十分に進歩していなかった時代には，多くの脳炎の患者が診断されることもなく，精神科病院で命を落としていた可能性が考えられる。最近注目されている，傍腫瘍症候群として生じる，抗NMDA受容体抗体による辺縁系脳炎などは，その発見前であれば，緊張病と診断されていたことであろう。しかし，現代では，脳脊髄液の検査やMRIなどによって，積極的な診断が可能となっている。

また，いったん統合失調症を発症すれば，早期に抗精神病薬による治療が行われ，再発予防が行われる。長期入院し，極度の陰性症状とホスピタリズムが顕著となった荒廃状態の患者は，今後新たに増えることはないだろう。こうした医療の進歩の結果が軽症化であり，決して疾患の生物学的性質が変わったわけではなかろう。医療の進歩によって，疾患が見極めにくくなりつつある現代こそ，精神疾患の神経生物学的プロセスを可視化できるような検査法が求められていると言えよう。

　神経生物学的研究により見出された精神疾患の神経病理と，詳細な精神症状の把握とその経過の記載によって得られる臨床像との関連を理解し，病変を直接改善するような根本治療を核に据えた上で，全人的医療を目指すのが，筆者にとっての精神医療の理想である。

参考文献

1) Partinen M, Kornum BR, Plazzi G, et al.：Narcolepsy as an autoimmune disease：the role of H1N1 infection and vaccination. Lancet Neurol. Jun；13（6）：600-613, 2014.

2) 本多裕：ナルコレプシーの研究──知られざる睡眠障害の謎．悠飛社，2002.

3) 神田橋條治：『紹介患者に見るうつ病治療の問題点』改め『うつ病診療のための物語私案』．神庭重信，黒木俊秀編．現代うつ病の臨床──その多様な病態と自在な対処法．創元社，pp258-276, 2009.

4) Kasahara T, Takata A, Kato TM, et al.：Depression-like episodes in mice harboring mtDNA deletions in paraventricular thalamus. Molecular Psychiatry 21：39-48, 2016.

5) Kataoka M, Matoba N, Sawada T, et al.：Exome sequencing for bipolar disorder points to roles of de novo loss-of-function and protein-altering mutations. Molecular Psychiatry 21：885-893, 2016.

6) 加藤忠史：双極性障害──病態の理解から治療戦略まで．第2版．医学書院，2011.

7) 加藤忠史：動物に「うつ」はあるのか──「心の病」がなくなる日．PHP 研究所，2012.

8) 加藤忠史：岐路に立つ精神医学──精神疾患解明へのロードマップ．勁草書房，2013.

9) 村井俊哉：精神医学の実在と虚構．日本評論社，2014.

10) 斎藤環：Open Dialogue 言葉の生成と強度の減衰．特集：精神医療のリアル．現代思想42：62-77, 2014.

11) Zarate CA Jr et al. Replication of ketamine's antidepressant efficacy in bipolar depression：A randomized controlled add-on trial. Biol Psychiatry；71：939. 2012 Jun 1.

第**6**章

DNA メチル化からみた
うつ病の病態

森信　繁

はじめに

　世界的にうつ病のもたらす健康への被害は甚大であり，発展途上国も合わせた世界全体での障害調整平均余命低下要因の第 11 位に報告され[29]，メンタルヘルスを超えてヒューマンヘルス上の大きな社会問題となっている。わが国も例外ではなく，日本のうつ病の生涯有病率は約 6％と報告されており[30]，患者数は厚生労働省の調査で 1999 年が 24 万人であったものが 2014 年には 111 万人と，急増していることがわかる[21]。

　このような健康への重大な被害をもたらすうつ病ではあるが，その病態機序に関しては未だに未解明の点が多く，モノアミン仮説をはじめグルココルチコイド仮説や脳由来神経栄養因子（Brain-derived Neurotrophic Factor：BDNF）仮説などが提唱されている。これらの仮説は，げっ歯類を対象とした脳科学研究から導かれており，拘束ストレスをはじめ多様なストレスに

よってげっ歯類の海馬や大脳皮質でみられる変化が，慢性抗うつ薬投与や電気けいれん処置によって修復されるという結果をもとに説かれている[4]。

　その一方で，うつ病の病態解明を目的に，single nucleotide polymorphism（SNP）などの遺伝子多型や変異をマーカーとした，多数の遺伝子研究がこれまでに行われてきた。なかでもゲノム全体を網羅するように多くのSNPの遺伝子型を選択して，SNPの頻度と疾患との関連を解析するゲノム・ワイド関連解析（Genome-Wide Association Study：GWAS）によって，統合失調症や双極性障害の原因候補遺伝子が抽出されてきている。しかしながらうつ病に関するGWAS研究の結果は異なり，Bosker FJ ら[4]の各群1700〜1800人程度の集団を対象とした研究や，Major Depressive Disorder Working Group of the Psychiatric GWAS Consortium の各群9000人程度を対象とした研究[26]では，うつ病に特異的なSNPは存在しないことが報告されている。

　歴史的に，ありふれた多様な要因の関与する疾患の遺伝的要因の解明という点では，GWASという手法は最も推奨されるアプローチである。それでは，なぜうつ病のGWASでは成果がみられないのだろうか？　この原因については，①統合失調症や双極性障害と比較してのうつ病の浸透率の低さ，②うつ病の発症機序に関与する「環境因＞遺伝因」，③現在用いられているDSM，ICDに準拠したうつ病診断から導かれるHeterogeneity（異種性），などが考えられる[24)44)]。古くからの一卵性双生児を対象とした精神疾患発症一致率を調査した研究では，自閉性障害の一致率が70〜90％程度であるのに比べて，統合失調症では最大50％程度であり，うつ病では最大40％程度と減少する[27]。このような結果に加えて，統合失調率の生涯有病率が約1.5％であるのに比べて，うつ病の生涯有病率が約6％という現状を考えると，うつ病の双生児発症一致率は小さい値とみなされ，改めてうつ病発症に寄与する因子として，遺伝的要因に比べて環境因の大きいことがわかる。

　これまでうつ病をはじめとした多くの精神疾患の発症過程を紹介する中で，枚挙に暇のないほど「遺伝×環境」という言葉が使用されてきた。しかしながらわれわれはごく最近まで，環境がどのように生体の脳機能に作用を及ぼすかについては，「ストレスによる脳内の神経伝達物質の変化やホルモン濃度の変化」など，曖昧な回答をしてきていた。これに対してわれわれに

もっと具体的な回答を与えてくれたのが，エピジェネティクスという分野の発展である。

1. エピジェネティクスとは

　エピジェネティクスという用語は 1940 年代に Waddington CH が提唱した概念であり[48]，遺伝子型と表現型の不一致の原因として遺伝・環境の相互作用があるということを意味している。特に精神疾患では，遺伝子型と表現型の不一致はしばしば見られる現象であり，この点で大規模な集団を用いた GWAS で成果のみられていないうつ病の病態解明をエピジェネティックなアプローチから試みることは，新たな発見が期待される研究戦略と思われる。このようなオリジナルのエピジェネティクスという用語の意味する概念は，現在もう少し具体的な現象を意味するようになってきており，「遺伝子の塩基配列の変化を伴わない機序での遺伝子発現の変化を解析する研究分野」と要約されるようになってきている。この分野の中で，遺伝子の転写に対する制御機構が比較的詳細に解明されている反応が，DNA メチル化とヒストン・アセチル化である。この DNA メチル化およびヒストン・アセチル化という現象は，核内のクロマチン構造を変化させることによって，転写因子の DNA 上の特異的結合部位への結合を制御することになり，その結果として遺伝子の転写を調節することになる[32]。

　DNA メチル化は DNA methyltransferase（Dnmt）によって，DNA を構成する塩基の一つであるシトシンの 5 位にメチル基の付く反応である[32]。このシトシンのメチル化の亢進は，クロマチン構造を凝集させるため転写因子の結合が抑制され，遺伝子の転写が抑制されることになる[32]。逆に，脱メチル化経路は ten-eleven translocation（Tet）1 による hydroxymethylation 反応によって 5-methylcytosine の 5-hydroxymethylcytosine（5-hmC）に変換される過程が，脱メチル化反応の第一歩になる[14][45]。次に 5-hmC は，Tet2，3 の作用によって 5-formylcytosine や 5-carboxylcytosine に変換される[17]。この経路以外には，cytidine deaminase である activation-induced deaminase/

apolipoprotein B mRNA-editing enzyme comples family によって，5-hmC が 5-carboxylcytosine に変換される経路も報告されている[14]。このような反応で生成された 5-formylcytosine, 5-carboxylcytosine は，thymine DNA glycosylase によってシトシンに分解されることがわかってきた[16]。

これまで DNA メチル化という現象は，酵素反応によって制御される可逆的な反応と考えられていた。しかしながら，DNA メチル化の過程は Dnmt という酵素が司っているのに対して，脱メチル化という過程は Tet family をはじめ複数の酵素が関連している過程であり，メチル化に比べて複雑な反応を要求していると思われる。従って，DNA メチル化は理論的には可逆的反応であるが，次節に報告するように DNA メチル化という遺伝子上のランドマークは長期に保存される現象であることから，「メチル化＝脱メチル化」ではなく「メチル化 ＞ 脱メチル化」というイコールではない，メチル化－脱メチル化ホメオスターシスが推論されることになる。

2. ストレスとうつ病発症とエピジェネティクス

これまでに行われた膨大な疫学的研究の成果から示唆される現象は，幼少期の不遇な環境による成長後のうつ病発症感受性の亢進である。古くからうつ病発症に関与する環境因として，重要な要因は心理社会的ストレスと報告されている。げっ歯類からヒトまでを対象としたストレス研究の中で，ストレスに対して共通にみられる生体内変化は，視床下部－下垂体－副腎皮質（HPA）系の亢進による高副腎皮質ホルモン血症である。うつ病患者を対象とした内分泌研究から，うつ病群での血中・尿中コルチゾール分泌の亢進やデキサメサゾン抑制試験での抑制不全が報告されている[7][11][28]。これらの研究結果の示唆するところは，ストレスによる HPA 系の機能亢進がうつ病の発症機序に関連しているという考えである。

ではストレス負荷によって，脳内環境にどのような変化が引き起こされるのか考えてみよう。ストレスによって末梢血中に過剰に分泌された副腎皮質ホルモン（ヒトではコルチゾール，げっ歯類ではコルチコステロン）は，海

馬を中心とした神経細胞の細胞質内にあるグルココルチコイド受容体（GR）と結合し核内に移行する。その後にゲノム上のグルココルチコイド結合部位（GRE）に結合して，下流の遺伝子転写を制御することになる[12]。このように細胞内から核内に移行して，ゲノム上の特異的な結合部位に結合し，遺伝子の転写を調節している物質を転写因子と総称している。GR以外にもストレスによって脳内での発現や機能が変化する転写因子に，cAMP response element binding protein（CREB）[1]やactivator protein-1（AP-1）[50]などが報告されている。従って，ストレスによって複数の転写因子の動態が変動して脳内の遺伝子発現を変化させることから，うつ病という脳機能の障害が導かれることが推測される。ストレスによる脳機能の障害には，転写因子群のゲノムへの結合状況が深く関連しているため，エピジェネティックな機序で変化するクロマチン構造は，うつ病の発症機序を考える上で無視できない要因と考えられる。

3. 不遇な養育環境によるうつ病発症脆弱性のエピジェネティック・メカニズム

　これまでの疫学的研究の成果から心理社会的ストレスがうつ病発症の危険因子であることが示されているが，中でも幼少期の不遇な環境は成長後のうつ病発症感受性の亢進に密接に関連していることが報告されている。げっ歯類や霊長類を用いた動物実験からも，幼少期ストレスは成長後のうつ病様行動の発現を亢進させることが報告されている。この現象の主要メカニズムとして，幼少期の不遇な環境による成長後のストレス暴露に対しての，HPA系機能のネガティブ・フィードバック機構の障害が提唱されている[8)23)47]。動物実験で得られたHPA系のネガティブ・フィードバックの機能不全は，うつ病患者を対象にデキサメサゾン負荷試験を実施すると，約50%の患者で血清コルチゾール値の抑制不全がみられるという結果と類似している[7]。このような観点から，幼少期の不遇な環境は，うつ病発症脆弱性の形成に密接に関与していると推測されている。

低養育環境による成長後のストレス負荷時の HPA 系のネガティブ・フィードバック機構の障害のメカニズムに関しては，まだまだ未解明の点も多いが，Weaver IC らの研究[49]から低養育環境では HPA 系のネガティブ・フィードバックに密接に関与する海馬の GR 遺伝子のエクソン I_7 領域の DNA メチル化が亢進することが報告されている。メチル化の亢進している部位は，GR 遺伝子発現を制御する転写因子 NGF1A の結合部位になるため，この部位のシトシンのメチル化亢進は NGF1A の結合を阻害することになる。このためストレス負荷時には血中の副腎皮質ホルモンの亢進に応じて，GR 遺伝子の転写亢進による海馬の GR 発現が増大し，ネガティブ・フィードバックの亢進が導かれる。しかしながら GR 遺伝子のメチル化の亢進は，このようなストレス負荷時のタイムリーな GR 遺伝子の転写促進を障害するため，GR 受容体の発現は亢進せずネガティブ・フィードバック機能不全となり，高副腎皮質ホルモン血症が引き起こされることになる[49]。この Weaver らによって明らかにされた低養育環境による海馬 GR 遺伝子メチル化の亢進は，世界ではじめてストレスという現象が脳内の DNA メチル化率を変化させるという仮説を証明した記念すべき研究と考えられる。

A. DNA メチル化からみたうつ病の病態

　DNA メチル化の程度は同じ遺伝子でも，組織によってメチル化率の異なることが報告されている。このため末梢血由来 DNA を用いた，うつ病に特異的なメチル化率の変化という結果はうつ病の病態そのものではなく，うつ病あるいは発症前のストレスによる末梢血 DNA 上のメチル化の変化であり，次節で述べるうつ病診断バイオマーカーと考えられる。従って本節では，うつ病の死後脳を用いたメチル化研究について紹介する。

　これまでの膨大なうつ病動物モデルや, 抗うつ薬の薬理作用の研究および, ヒト末梢血での治療前・治療後の濃度変化などの研究から，グローバルな了解の得られているうつ病仮説の一つが BDNF 仮説である。このような前提から，自殺者死後脳を用いた BDNF 遺伝子メチル化の報告は注目に値する。Wernicke 部位を対象に BDNF 遺伝子のエクソンⅣのプロモーター領域の 4 つの CpG のメチル化率を解析した研究によると，この中の 2 つの CpG のメ

チル化率が有意に自殺者で亢進しており，BDNF exon Ⅳ mRNA 発現の低下とも相関していたという報告がある[19]。同様に Wernicke 部位を対象に，BDNF の受容体である TrkB 遺伝子のプロモーター上の 10 個の CpG のメチル化率を解析した研究もあり，この研究結果は BDNF 研究と違ってメチル化率の有意な低下を示している[20]。逆に前頭皮質を対象に TrkB 遺伝子プロモーターのメチル化を解析した研究では，2ヶ所の CpG のメチル化が有意に増大しており，TrkB mRNA 発現低下と相関していたと報告している[9]。ヒト脳を対象とした BDNF 情報系関連遺伝子のメチル化については，まだまだ今後の多数例での解析が必要である。同時にこれらの研究はすべて自殺者を対象とした研究であるため，うつ病の病態をどこまで反映しているかという点で疑問が残る。

　上記のような一つの遺伝子について，メチル化率の変化をうつ病患者死後脳で解析した研究に対して，最近では方法論上の問題点はあるがゲノム・ワイドなメチル化率の解析もできるようになり，うつ病を対象としたゲノム・ワイドなメチル化研究の報告も少数だがみられる。独自開発の CHARM（Comprehensive High-throughput Arrays for Relative Methylation）法による Sabunciyan S らのうつ病患者の死後脳を用いたメチル化の解析[41]では，対照群に比べて 10％メチル化率の異なる 224 個の遺伝子領域を抽出しており，これらの領域の機能は神経系の成長や発達に関連していることも報告されている。

　免疫機能の障害によるうつ病仮説に準拠して，前頭前野のアストロサイトを対象としたうつ病自殺者のゲノム・ワイドなメチル化解析の報告[31]がある。この研究によると，全体的にうつ病群で対照群に比べてメチル化率に低下がみられ，中でも GRIK2（glutamate receptor, ionotropic kainate 2）と BEGAIN（brain-enriched guanylate kinase-associated protein）遺伝子内のメチル化率の違いが顕著であったと報告されている。妊娠中にうつ病に罹患していた母親の臍帯血中の T リンパ球と胎生期に母親がうつ病に罹患していたヒトの死後脳海馬での，ゲノム・ワイドなメチル化解析の研究結果がごく最近報告されているが，この研究によると主に免疫機能に関連する 33 個の遺伝子のメチル化率が共通していたとされ，末梢血由来 T リンパ球間のメ

チル化率の解析によって，ある程度脳内のメチル化を推測できる可能性を提唱している[33]。

B. DNA メチル化を用いたうつ病診断バイオマーカー
[1] BDNF 遺伝子のメチル化研究

　筆者らはうつ病診断バイオマーカーの開発を目的に，未治療うつ病患者と健康対照者からの末梢血 DNA を用いて，MassARRAY システム（Agena Bioscience）による BDNF 遺伝子やセロトニン・トランスポーター（SLC6A4）遺伝子のメチル化プロフィールの解析を行っている。メチル化率を解析した BDNF 遺伝子の領域は，exon Ⅰのプロモーター領域にある 81 個の CpG を有する CpG アイランドおよび 28 個の CpG を有する exon Ⅳのプロモーター領域である。MassARRAY によってメチル化率が計測できた exon Ⅰ上流の CpG アイランド内の 35 個の CpG のメチル化の結果を用いて，二次元階層的クラスター解析を行った結果，うつ病群と健康対照者群とが分類されることがわかった[10]。同時に行った 2 群間での各 CpG のメチル化率の解析の結果，有意な差のみられた CpG は 35 個中 29 個であった。同様にエクソンⅣのプロモーター領域の CpG のメチル化率を計測して，二次元階層的クラスター解析を行った結果，わずかな重なりはあるものの exon Ⅰ同様にうつ病群と健康対象者群に分類できることがわかった[10]。

　うつ病を対象に末梢血 DNA を用いた BDNF 遺伝子のメチル化研究で，筆者らの報告以外の研究を紹介する。うつ病患者 207 名と健康対照者 278 名による Carlberg L ら[6]の研究では，exon Ⅰプロモーター領域のメチル化率が，うつ病群で有意に亢進している結果を報告している。Song Y ら[43]の報告は，BDNF 遺伝子 exon Ⅰプロモーター領域の CpG アイランドのメチル化率を 774 名の日本人勤労者を対象に計測している。この研究では DSM や ICD に準拠したうつ病診断は行っておらず，Kessler's K6 questionnaire によるうつ状態とメチル化率の関連を解析している。結果的には K6 で高得点群は低得点群に比べて有意にメチル化率に低下のみられることを報告している。これらの報告は筆者らの報告[10]と比べて方法論的な違いはあるものの，BDNF 遺伝子 exon Ⅰプロモーター領域のメチル化率の変化が，うつ病の診断バイオ

マーカーとなる可能性を支持していると考えられる。

　筆者らの研究では 35 個の CpG のメチル化率と幼少期の外傷体験の数との間に，うつ病群で特に有意な関連はみられなかった[10]。しかしながらごく最近の Kundakovic M ら[22] の子宮内への環境ホルモンである bisphenol A（BPA）を用いたマウスの実験から，胎生期 BPA 暴露によって仔マウスの海馬および末梢血由来の BDNF 遺伝子 exon Ⅳ のプロモーターの 2ヶ所の CpG のメチル化率が，雄性マウスでのみ有意に亢進し，海馬と末梢血でのメチル化率に有意な相関のあることが報告されている。その上でこの論文の筆者ら[22] は，妊娠中に高濃度の BPA に暴露された妊婦の臍帯血由来の BDNF 遺伝子の exon Ⅳ の 2ヶ所の CpG のメチル化率が，マウスと同じように亢進していることを報告している。

[2] SLC6A4 遺伝子のメチル化研究

　BDNF 遺伝子のメチル化研究と比べて，筆者らの行った SLC6A4 遺伝子のエクソンⅠを囲む 85 個の CpG を有する CpG アイランドの，メチル化プロフィールの解析結果は大きく異なる[35]。メチル化率の計測できた 35 個の CpG のメチル化率を用いて，BDNF 遺伝子メチル化と同様に二次元階層的クラスター解析を行ったが，この 2 群を分類することは全くできなかった。同時に行った 2 群間での各 CpG のメチル化率の解析も，有意な差のみられる CpG は 1ヶ所も検出できなかった。このような研究結果は，SLC6A4 遺伝子のメチル化解析は，うつ病の診断マーカーとしては適していないことを意味している。

　うつ病患者ではなく地域住民を対象とした疫学調査の中で，うつ病の既往の有無で SLC6A4 遺伝子の exon Ⅰ を囲む CpG アイランドのメチル化率を解析した研究もみられるが，抑うつ症状とメチル化率の間に有意な相関は得られていない[36]。この他にもうつ病の既往と SLC6A4 遺伝子のメチル化率の関係に焦点を当てた研究もあるが，結果からは平均メチル化率がうつ病の既往で高くなる傾向を報告している[40]。このような筆者らの研究も含め，うつ病の診断マーカーとしての SLC6A4 遺伝子 exon Ⅰ プロモーター上のメチル化解析については，研究ごとに異なった結果となっており，今後の大規模研究が必要と思われる。

[3] 遺伝子メチル化率と幼少期ストレスの関係

　ただ SLC6A4 遺伝子メチル化研究で興味深い点は，筆者らの研究も含め SLC6A4 遺伝子のメチル化率と，幼少期の不遇な環境との関連である。先述したように幼少期の不遇な体験は成長後のうつ病発症の脆弱性形成に密接に関連しているため，不遇な養育環境によるメチル化率の変化は，うつ病発症の脆弱性マーカーとしての意義があると考える。筆者らの SLC6A4 遺伝子のメチル化解析研究[35]では，わずか1ヶ所の CpG のメチル化率ではあるが，幼少期の外傷体験の数と，有意な逆相関を呈していた。

　筆者らの研究結果以外にも，幼少期のストレスと SLC6A4 遺伝子のメチル化率との有意な関係を報告した論文がある。筆者らと同様に，うつ病患者を対象に SLC6A4 遺伝子プロモーター（筆者らの解析領域とは異なる7ヶ所の CpG）のメチル化を解析した Kang HJ らの研究[18]によると，幼少期の外傷体験とメチル化率との間に有意な正の相関関係が報告されている。Oullet-Morin I ら[37]は，いじめを受けた同胞といじめを受けていない同胞の一卵性双生児を対象に，SLC6A4 遺伝子のメチル化を筆者らとは異なった領域で解析して，いじめを受けた同胞のメチル化率（12個の CpG の中の1ヶ所）が，いじめを受けていない同胞に比べて有意に亢進していることを報告している。これらの結果はメチル化解析部位も異なれば幼少期の外傷体験の評価法も異なっているため結論的なことは言えないが，Weaver らのラットを用いた GR 遺伝子のメチル化研究[49]や Kundakovic らのマウスおよびヒトの BDNF 遺伝子のメチル化研究[22]と同様，幼少期ストレスによって SLC6A4 遺伝子のメチル化障害が導かれ，それが長期に保存されていることを示唆する成果と考える。

4. DNA メチル化の世代間伝達

　ラットを用いた幼少期ストレスによる遺伝子のメチル化の変化が長期に保存されているという実験結果から，一度メチル化率の顕著な亢進が導かれた場合にはメチル化率をもとに戻すことは容易ではないことが推測される。先

にも報告したようにメチル化反応は Dnmt による酵素反応であるが，脱メチル化反応は Tet family をはじめ多くの酵素が関与する複雑な経路であり，このため脱メチル化反応（メチル化率の低下）は容易ではなく，メチル化率の亢進状態が長期間維持されると考えられる。このような高メチル化状態の維持は，世代を超えて伝達されるのか興味のもたれる最近のトピックスである。

A. 妊娠中の栄養環境と子どもの DNA メチル化の変化

　エピジェネティクスの世代間伝達を支持するヒトを対象とした疫学研究として引用されるのが，"The Dutch Famine" あるいは "Hunger Winter" と呼ばれるオランダの研究である。これは第二次世界大戦の末期（1944〜1945 年の冬）にオランダの西部地区が，ナチスドイツ軍の包囲によって孤立し，極度の食糧不足に陥った時期を発端とする研究である。この飢餓状況の中での大人一人の摂取カロリーは，わずかに 580〜1000 cal/日であったといわれ，飢餓に見舞われた両親とその子どもを対象とした研究が行われた[2]。この飢餓状況に遭遇した妊婦から生まれた子どもの中で体重の少なかった者が，成長後に coronary heart disease に罹患しやすいという報告もあるが[39]，必ずしも出生時の体重と成長後の疾患感受性に関連があったわけではないと報告されている[25]。この飢餓状況に胎生期に暴露された子どもは，幼少期ではなく成長後に coronary heart disease をはじめ糖尿病・肥満・加齢による認知機能低下の促進などが多くみられたと報告されている[2][38]。このような妊娠初期の低栄養状態が，成長後の疾患罹患性に及ぼす作用は，栄養環境によるエピジェネティックな変化の結果であると考えられている。

　実際にこの "Dutch Hunger Winter" を体験した妊婦から生まれた子どもの成長後に，末梢血由来 DNA を用いて DNA メチル化を解析した研究がある。インプリンティング遺伝子であり胎生期の成長のみならず，成長後の代謝機能の調節にも関与すると考えられている Insulin-like growth factor (IGF) 2 のメチル化率を，胎生期中に飢餓に暴露された集団と飢餓に暴露されていない飢餓群の兄弟の集団で比較している[15]。IGF2 遺伝子上の 4 ヶ所の CpG のメチル化を計測しており，この内の 3 ヶ所のメチル化率と全 CpG の平均メチル化率に有意な低下を報告している。メチル化率の低下は飢餓に

暴露された時期に関連しており，妊娠初期の飢餓への暴露はメチル化率の低下と関連していたが，妊娠後期での飢餓への暴露はメチル化率の低下と無関係であった[15]。この研究では出生時体重とメチル化との関係も調査しており，妊娠初期に飢餓に暴露された集団の子どもの出生時体重は当時の平均出生時体重と有意な差はなく，メチル化率と出生時体重との間に有意な関連はみられなかった[14]。このような研究結果は，妊娠早期の母体への飢餓というストレスが，子どもの成長後の末梢血 DNA のメチル化に影響を及ぼしていることを示唆していると考える。

この研究者らは，この "Dutch Hunger Winter" に妊娠中に遭遇した母親から生まれた集団を対象に，末梢血由来の DNA を用いてゲノム・ワイドなメチル化と妊娠中の栄養との関連の解析結果を報告している[46]。このゲノム・ワイドな解析の結果は，妊娠初期（1〜10 週）の飢餓への暴露群で特異的なメチル化率の亢進を 3ヶ所で，低下を 1ヶ所で発見しており，やはりメチル化率に有意な変化のみられた遺伝子は成長・分化・代謝に関連していた[46]。このような結果は妊娠初期の栄養状態が，胎児の末梢血 DNA のメチル化を変化させ，その影響が成人期まで維持されていることを示している。

B. 母親のうつ状態と子どもの DNA メチル化の変化

これに対して妊娠中・後期の母親のうつ状態の程度と生まれた子どもの幼児期（2ヶ月時）の buccal cell 由来の DNA を用いて，BDNF 遺伝子 exon IV のプロモーター部位のメチル化を解析した報告がある[5]。この研究結果では，母親のうつ状態が重篤であると BDNF 遺伝子のメチル化率が低下することが報告されている。この研究では母親の唾液中コルチゾール値と子どもの BDNF 遺伝子メチル化との間には，特に関連はみられなかったことも報告されている。

このようなげっ歯類のみならずヒトを対象とした研究からも，胎生期ストレスによる胎盤や胎児脳の DNA メチル化の変化が示唆されている[2]。この DNA メチル化の変化が成人後の精神疾患の発症と密接な関連があるのかどうかについては，今後の epigenetic epidemiology の研究成果を待つ必要があると考える。

C. 受精による DNA メチル化の変動

　うつ病はその有病率から考えるとあまり浸透度は高くない疾患であり，一卵性双生児のうつ病発症一致率から考えても，DNA メチル化やヒストン修飾といったエピジェネティクスが発症に密接に関与している疾患と思われる。これまでに幼少期あるいは胎生期のストレスが DNA メチル化に及ぼす影響について報告してきたが，ここでは DNA メチル化の世代間伝達について考えてみたい。この問題については特にヒトを対象とした研究は方法論上の問題から極めて困難であり，まとまった結論には程遠い状況である。

　DNA メチル化の世代間伝達を支持する考え[3]としては，うつ病や PTSD などを発症させるストレス体験によって，脳と同様に精子の DNA メチル化が変化するという現象が前提になる。全ゲノム中というわけではないがゲノムのある領域やある遺伝子のメチル化は，着床前の胚の状態で引き起こされる reprograming という，それまであったシトシンのメチル化が脱メチル化されて新たにまたメチル化されるプロセスに対して抵抗性があり，それまでのメチル化が維持されるという仮説である[3]。精子のメチル化プロフィールが卵子との受精後も受け継がれ，次世代の成人後にも同様のメチル化プロフィールが維持されるという考えである。

　その一方で，接合子期から着床後までのヒト初期胚のゲノムメチル化研究から，父系ゲノムの脱メチル化に引き続き母系ゲノムの脱メチル化が行われることが報告されている[13]。ただ例外的に，多能性ヒト胚性細胞では遺伝子プロモーター領域にある種のヒストン修飾があると DNA メチル化が行われないとか，レトロトランスポゾンである LINE（long interspersed nuclear element）や SINE（short interspersed nuclear element）は，旧世代に比べて次世代は脱メチル化の程度が低いことも報告されている[42]。このような研究結果は，ヒト初期胚のメチル化はある程度残存することを示している。この他にもヒト着床前胚の分化過程や胚性幹細胞のゲノム規模のメチル化解析から，ゲノム・ワイドな CpG の低メチル化現象がみられるも，遺伝子本体（gene body）領域にはメチル化の残存する領域のあることが報告されている[42]。

　現時点では受精後の全ゲノム的な CpG の脱メチル化現象がヒトでも報告

されており，ゲノムの一部はメチル化が保存されるという現象はあるものの，メチル化の保存される領域とうつ病との関連が未解明であることから，うつ病に関してはうつ病発症（あるいは発症脆弱性）に特異的なメチル化プロフィールが世代間を超えて保存されて，家族性うつ病の原因となっているとは思われない。うつ病に特異的な末梢血 DNA 由来のメチル化プロフィールを，多数の研究者が遺伝子のプロモーター領域を中心とした局所的なアプローチからゲノム・ワイドに探索する方法まで，多様な取り組みで探索している。このような研究の結果，うつ病に特異的なメチル化プロフィールが発見された場合には，うつ病患者の両親や兄弟あるいは子どもでそのメチル化プロフィールが保たれているかを解析することで，世代間伝達については，また一歩その解明に近づくことができると考える。

おわりに

　現時点でのうつ病の病態メカニズムについては，これまで以上に多数の患者を対照とした GWAS 解析での病態遺伝子の同定や，同定された遺伝子を用いた pathway 解析で，病態メカニズムがいずれ明らかにされるという意見[24]もあるが，何万人といううつ病患者群を集めることは heterogeneity の問題から統合失調症や双極性障害のような結果がもたらされるか疑問である。古くからうつ病は遺伝×環境による疾患と考えられており，その意味では昨今めざましい勢いで取り組まれている末梢血 DNA を用いたゲノム・ワイドなメチル化解析によって，少なくともうつ病診断バイオマーカーの発見はできるのではないかと考えている。ただし，うつ病のエピジェネティックな病態メカニズムの発見については，方法論的に死後脳を用いた研究となるため脳部位によってメチル化も異なる可能性があり，うつ病という病態の責任脳部位が解明されないかぎり，うつ病発症にかかわるエピジェネティック機構の解明は困難と思われる。

　これに対して基礎的な DNA 脱メチル化機構の解明から，脱メチル化は複雑な経路を介しており，「メチル化 ＞ 脱メチル化」という図式が成り立つな

ら，胎生期や幼少期のストレスによる DNA メチル化の変化が長期に持続すると推論される。これが事実であるとすると，うつ病の発症に関連する DNA メチル化の変動は長期に保存されることが推測され，残存している DNA メチル化の変化は，個体が再びストレスフルな環境に遭遇すると，うつ病再発を導く要因になると思われる。

うつ病診断マーカー開発も重要ではあるが，今後は，抗うつ薬をはじめとしたうつ病への治療的介入が，実際に治療前にみられるメチル化の変化を修復するのか，末梢血 DNA を用いて解析することで，エピジェネティック・ランドマークと称される変化の臨床的意義を明らかにする必要があると思われる。

参考文献

1）Alboni S, Tascedda F, Corsini D, et al.：Stress induces altered CRE/CREB pathway activity and BDNF expression in the hippocampus of glucocorticoid receptor-impaired mice. Trends in Neuropharmacology Jun；60：1337-1346, 2011.

2）Babenko O, Kovalchuk I, Metz GAS：Stress-induced perinatal and transgenerational epigenetic programming of brain development and mental health. Neuroscience & Biobehavioral Reviews Jan；48：70-91, 2015.

3）Bohacek J, Gapp K, Saab BJ, et al.：Transgenerational Epigenetic Effects on Brain Functions. Biological Psychiatry Feb；73：313-320, 2013.

4）Bosker FJ, Hartman CA, Nolte IM, et al.：Poor replication of candidate genes for major depressive disorder using genome-wide association data. Molecular Psychiatry Mar；16：516-532, 2011.

5）Braithwaite EC, Kundakovic M, Ramchandani PG, et al.：Maternal prenatal depressive symptoms predict infant NR3C1 1F and BDNF IV DNA methylation. Epigenetics；10：408-417, 2015.

6）Carlberg L, Scheibelreiter J, Hassler MR, et al.：Brain-derived neurotrophic factor（BDNF）：Epigenetic regulation in unipolar and bipolar affective disorder. Journal of Affective Disorders Oct；168：399-406, 2014.

7）Carroll BJ, Curtis GC, Mendels J：Neuroendocrine Regulation in Depression：I. Limbic System-Adrenocortical Dysfunction. Arch Gen Psychiatry Sep；33（9）：1039-1044, 1976.

8) Erabi K, Morinobu S, Tsuji S, et al.：Neonatal isolation changes the expression of IGF-1R and IGFBP-2 in the hippocampus in response to adulthood restraint stress. The International Journal of Neuropsychopharmacology Jun；10：369-381, 2007.

9) Ernst C, Deleva V, Deng X, et al.：Alternative Splicing, Methylation State, and Expression Profile of Tropomyosin-Related Kinase B in the Frontal Cortex of Suicide Comleters. Arch Gen Psychiatry Jan；66：22-32, 2009.

10) Fuchikami M, Morinobu S, Segawa M, et al.：DNA Methylation Profiles of the Brain-Derived Neurotrophic Factor（BDNF）Gene as a Potent Diagnostic Biomarker in Major Depression. PloS one 6 Aug；e23881, 2011.

11) Gibbons JL, McHugh PR：Plasma cortisol in depressive illness. Journal of Psychiatric Research Sep；1：162-171, 1962.

12) Grad I, Picard D：The glucocorticoid responses are shaped by molecular chaperones. Molecular and Cellular Endocrinology Sep；275：2-12, 2007.

13) Guo H, Zhu P, Yan L, et al.：The DNA methylation landscape of human early embryos. Nature Nov；511：606-610, 2014.

14) Guo JU, Su Y, Zhong C, et al.：Hydroxylation of 5-Methylcytosine by TET1 Promotes Active DNA Demethylation in the Adult Brain. Cell Apr；145：423-434, 2011.

15) Heijmans BT, Tobi EW, Stein AD, et al.：Persistent epigenetic differences associated with prenatal exposure to famine in humans. Proc Natl Acad USA Nov；105：17046-17049, 2008.

16) He Y, et al.：Tet-Mediated Formation of 5-Carboxylcytosine and Its Excision by TDG in Mammalian DNA. Science Sep；333：1303-1307, 2011.

17) Ito S, et al.：Tet Proteins Can Convert 5-Methylcytosine to 5-Formylcytosine and 5-Carboxylcytosine. Science Sep；333：1300-1303, 2011.

18) Kang HJ, Kim JM, Stewart R et al.：Association of SLC6A4 methylation with early adversity, characteristics and outcomes in depression. Progress Neuro-Psychopharmacology and Biological Psychiatry Jul；44：23-28, 2013.

19) Keller S, Sarchiapone M, Zarrilli F, et al.：Increased BDNF Promoter Methylation in the Wernicke Area of Suicide Subjects. Arch Gen Psychiatry Mar；67：258-267, 2010

20) Keller, S., Sarchiapone, M., Zarrilli, F., et al.：TrkB gene expression and DNA methylation state in Wernicke area does not associate with suicidal behavior. J Affect Disod, 135；400-404, 2010.

21) 厚生労働省：患者調査. 2014.

22) Kundakovic M, Gudsnuk K, Herbstman JB, et al.：DNA methylation of BDNF as a

biomarker of early-life adversity. Proc Natl Acad Sci USA Jun ; 112 : 6807-6813, 2015.

23) Kurata A, Morinobu S, Fuchikami M, et al. : Maternal postpartum learned helpless (LH) affects maternal care by dams and responses to the LH test in adolescent offspring. Hormones and Behavior Jun ; 56 : 112-120, 2009.

24) Levinson DF, Mostafavi S, Milaneschi Y, et al. : Genetic Studies of Major Depressive disorder : Why Are There No Genome-wide Association Study Findings and What Can We Do About It ? Biological Psychiatry Jul ; 76 : 510-512, 2014.

25) Lumey LH, Martini LH, Myerson M, et al. : No relation between coronary artery disease or electrocardiographic markers of disease in middle age and prenatal exposure to the Dutch famine of 1944-5. Heart Jul ; 98 : 1653-1659, 2012.

26) Major Depressive Disorder Working Group of the Psychiatric GWAS Consortium : A mega-analysis of genome-wide association studies for major depressive disorder. Molecular Psychiatry Apr ; doi : 10.1038/mp. 2012.

27) McGuffin P, Katz R, Watkins S, et al. : A Hospital-Based Twin Register of the Heritability of DSM-Ⅳ Unipolar Depression. Arch Gen Psychiatry Feb ; 53 (2) : 129-136, 1996.

28) Morinobu S, Satoh H, Endoh M, et al. : Noradrenergic Function and the Dexamethasone Suppression Test in Depression. Psychiatry and Clinical Neurosciences Dec ; 41 : 669-676, 1987.

29) Murray CJL, Vos T, Lozano R, et al. : Disability-adjusted life years (DALYs) for 291 diseases and injuries in 21 regions, 1990-2010 : a systematic analysis for the Global Burden of Disease Study 2010. The Lancet Dec-Jan ; 380 : 2197-2123, 2012-2013.

30) Naganuma Y, Tachimori H, Kawakami N, et al. : Twelve-month use of mental health services in four areas in Japan : Findings from the World Mental Health Japan Survey 2002-2003. Psychiatry and Clinical Neurosciences Apr ; 60 : 240-248, 2006.

31) Nagy C, Suderman M, Yang J, et al. : Astrocytic abnormalities and global DNA methylation patterns in depression and suicide. Molecular Psychiatry Mar ; 20 : 320-328, 2015.

32) Narlikar GJ, Fan H-Y, Kingston RE : Cooperation between Complexes that Regulate Chromatin Structure and Transcription. Cell Feb ; 108 : 475-487, 2002.

33) Nemoda Z, Massart R, Suderman M, et al. : Maternal depression is associated with DNA methylation changes in cord blood T lymphocytes and adult hippocampi. Translational Psychiatry Apr ; 5 : e545, 2015.

34) Nibuya M, Morinobu S, Duman R S : Regulation of BDNF and trkB mRNA in rat brain

by chronic electroconvulsive seizure and antidepressant drug treatments. The Journal of Neuroscience Nov；15：7539-7547, 1995.

35) Okada S, Morinobu S, Fuchikami M, et al.：The potential of SLC6A4 gene methylation analysis for the diagnosis and treatment of major depression. Journal of Psychiatric Research Jun；53：47-53, 2014.

36) Olsson CA, Foley DL, Parkinson-Bates M, et al.：Prospects for epigenetic research within cohort studies of psychological disorder：A pilot investigation of a peripheral cell marker of epigenetic risk for depression. Biological Psychology Feb；83：159-165, 2010.

37) Ouellet-Morin I, Wong CCY, Danese A, et al.：Increased serotonin transporter gene (SERT) DNA methylation is associated with bullying victimization and blunted cortisol response to stress in childhood：a longitudinal study of discordant monozygotic twins. Psychological Medicine Sep；43：1813-1823, 2013.

38) Painter RC, Roseboom TJ, Bleker OP：Prenatal exposure to the Dutch famine and disease in later life：An overview. Reproductive Toxicology Sep-Oct；20：345-352, 2005.

39) Painter RC, de Rooij SR, Bossuyt PM, et al.：Early onset of coronary artery disease after prenatal exposure to the Dutch famine. American Society for Clinical Nutrition Aug；84：322-327, 2006.

40) Philibert RA, Sandhu H, Hollenbeck N, et al.：The relationship of 5HTT (SLC6A4) methylation and genotype on mRNA expression and liability to major depression and alcohol dependence in subjects from the Iowa Adoption Studies. American Journal of Medical Genetics Part B：Neuropsychiatric Genetics Jul；147B：543-549, 2008.

41) Sabunciyan S, Aryee MJ, Irizarry RA, et al.：Genome-wide DNA Methylation Scan in Major Depressive Disorder. PloS One Apr；7：e34451, 2012.

42) Smith ZD, Chan MM, Humm KC, et al.：DNA methylation dynamics of the human preimplantation embryo. Nature Jul；511：611-615, 2014.

43) Song Y, Miyaki K, Suzuki T, et al.：Altered DNA methylation status of human brain derived neurotrophis factor gene could be useful as biomarker of depression. American Journal of Medical Genetics Part B Jun；165：357-364, 2014.

44) Sullivan PF, Neale MC, Kendler KS：Genetic Epidemiology of Major Depression：Review and Meta-Analysis. The American Journal of Psychiatry Oct；157：1552-1562, 2000.

45) Tahiliani M, et al.：Conversion of 5-Methylcytosine to 5-Hydroxymethylcytosine in

Mammalian DNA by MLL Partner TET1. Science 15 May；324：930-935, 2009.

46) Tobi EW, Slieker RC, Stein AD, et al.：Early gestation as the critical time-window for changes in the prenatal environment to affect the adult human blood methylome. International Journal of Epidemiology Aug；44：1211-1223, 2015.

47) Toki S, Morinobu S, Imanaka A, et al.：Importance of early lightning conditions in maternal care by dam as well as anxiety and memory later in life of offspring. European Journal of Neuroscience Feb；25：815-829, 2007.

48) Waddington CH：The Epigenotype. Endeavour；1：18-20, 1942.

49) Weaver IC, Cervoni N, Champagne FA, et al.：Epigenetic programming by maternal behavior. Nature Neuroscience Jun；7：847-854, 2004.

50) Weinberg MS, Girotti M, Spencer RL：Restraint-induced fra-2 and c-fos expression in the rat forebrain：Relationship to stress duration. Neuroscience Dec；150：478-486, 2007.

IV

文化と精神

第7章

「新しい精神の科学」で語る
「うつの起源と未来社会の物語」

豊嶋　良一

はじめに

　本稿のタイトルにある「新しい精神の科学」[35]は，①主観的体験の現象学[40]，②意識（主観的体験）の神経生理学[31][39]，③進化学[2][8][11][23][28][32]の3領域が重なり合う融合領域で生まれようとしている科学を指している。また「物語」は，生命として生きるわれわれが心に抱く物語であり，宇宙・地球・生命の起源から現在・未来へと続く物語である[29]。

1. 伝統精神医学における診断単位設定の方法論

A. 精神医学に求められる方法論・基礎概念群

　筆者が精神科医になった1973年当時，ただひとこと「うつ病」といえば，

それは暗黙裡に「内因性うつ病」を指していた。米国 DSM-Ⅲ が登場したのは，その後，1980 年であった。当初，DSM-Ⅲ はわが国ではどう受け止められていただろうか。大方の印象は，「米国精神医学がそれまでの精神力動論のドグマを捨てて，ようやくドイツ・英国・日本の伝統精神医学（本稿では Jaspers K[10] と Schneider K[27]の精神病理学に依拠する精神医学を指す）に近づいた」，「診断単位ごとに診断基準を設けるというやり方は面白い」という程度のものでしかなかったと思う。

　しかしその後いつの頃からか，「米国 DSM 精神医学は伝統精神医学より優れている」とするいろいろな「神話」が広まった[36]。わが国の多くの教科書から「内因性うつ病」という病名の章立ては消えていった。ひとこと「うつ病」といえばそれは「内因性うつ病」を指すというかつての暗黙の了解はいまや成り立たなくなってしまった[25]。

　では，教科書にきちんと書かれるべき，米国 DSM 精神医学と伝統精神医学の本当の違いはどこにあるのか。DSM-Ⅲ は，それまで精神力動論的解釈で診断単位が設定されていた米国精神医学を，医学と呼べるものに近づけるために制作されたものであるといってよい[3]。実際，DSM-Ⅲ は，その診断単位（本稿でいう「診断単位」は，疾病分類の最小単位で，一つの病名が与えられているものを指す）の大半を伝統精神医学から受け継いだ。その診断単位の多くでは，たとえば統合失調症，双極性障害のように，その病的実体（本稿では，異常な物質・構造物を指す）が可視的ではない。あるいは適応障害や解離症群のように，病的実体がそもそも脳に存在しないものも少なくない。では，病的実体が視えない（たとえば統合失調症），あるいは存在しない診断単位（たとえば解離症）をどうやって設定・定義するのか。そのための方法として伝統精神医学はさまざまな基礎概念[35]（「了解可能／不能」，「疾患と類型」，「理念型」など）を築いてきたのであるが，DSM はこの方法論・基礎概念群を継承しなかった。この点こそが，米国 DSM と伝統精神医学の根本的な違いなのである[36]。

B．基礎概念・診断単位はどうやって措定されてきたか

　歴史[37]を振り返れば，伝統精神医学に立つ臨床諸家たちが，主な診断単位

群の概念を共有するに至った経緯・順序は，ほぼ下記の通りだったと推定される。

[1] すべては「了解の試み」から始まった

　精神医学は，まず患者ごとに，心的現象を患者のコトバ，行動，態度や表情などから臨床家が追体験し，理解すること，すなわち「了解する」[10]ことから始まる。患者を取り巻く環境とそこにおける患者の一連の体験・言動をストーリーとして読み，共感的に意味的に了解することが試みられる。その際，本人の生活史，パーソナリティや直近の出来事も考慮に入れられることになる。患者の心的現象がすべて了解可能であれば，心的現象は異常であっても，その異常の形成因はモノ（脳・身体）ではなくコト（過去の経験や直近の出来事など）であると考えられた。また精神医学の歴史の中で多数の臨床家たちがこうした多数の患者を診るうちに，似たような精神症状と経過を呈する一群の患者が存在することが明らかとなっていった。こうして，その典型像をもとに，さまざまな診断単位が臨床家たちの頭の中で形成されていった。

[2] 了解不能な精神症状を生む病的実体

　了解不能な心的現象を呈する患者については，共通な遺伝的素因が想定される患者群も見出された。さらにたとえば神経梅毒やアルツハイマー病のように，実際に脳内に病的実体が発見・確認されたものもある。こうして了解不能な患者群には何らかの病的実体の関与が想定に入れられるようになった。しかし一方，たとえば統合失調症のように，了解不能な心的現象を呈しながら，特異的な病的実体が未だに見いだせないものも多い。

[3] 病態の3大分類，「病的実体可視」・「未可視」・「実体無し」

　上述のように，伝統精神医学では，病態はまず，患者の心的状態が「了解可能か否か」で分類され，次いで，了解不能な病態は「病的実体が可視」のものと「実体が未可視」なものに分類されてきた[7]。この病態分類が心因，器質因，内因という，病因の3大分類に帰結したわけである。この3大分類の現代的解釈については，表7-1（p. 161）を参照されたい。

[4] 診立て

　精神科臨床では，患者の「診立て」[21)22)]が立てられる。「診立て」は単に病名を付けることではない。病態構造を読んで，病態の成り立ちから治療転帰ま

での全体について仮説を立てることである。患者の一連の体験・言動について，了解可能な部分と了解不能な部分がそれぞれ明らかとなると，了解不能な部分を説明できるような病的実体が探索される。探索しても実体が見いだせない場合も多いが，想定される諸病因を組み合わせて，まるでジグソーパズルを解くように，病態構造全体を洞察する仮説が浮かんでくる。この仮説を組み立てる作業が「診立て」（英語ではケースフォーミュレーション）である。

[5]「理念型」・「類型」

　伝統精神医学でも，一般医学同様，病的実体が可視的な病態は「疾患Krankheit」[15)27)]として，その病的実体の種類ごとに，診断単位が設定されてきた。一方，病的実体が未可視あるいは実体無しの病態については，多数の患者の「診立て」の長年にわたる蓄積の中から，ある一群の患者群が共有する共通点が浮かび上り，その共通点を一つの全体的パタンとしてとりまとめた典型像である「理念型（理想型）Idealtypus」[3)10)15)16)17)]が描き出されてきた。「理念型」の具体例は本稿の「内因性うつ病」の項（p.166）を参照されたい。伝統精神医学では，理念型としてしか定義できない診断単位は「疾患Krankheit」ではなく，「類型 Typus」と呼ぶものとされる[10)15)]。ある診断単位が「類型」である（＝「理念型」である）ということは，この診断単位は脳内の病的実体で定義されたのではなく，あくまで臨床家の想念の中で描かれた「概念」として定義されたものであるということである。

[6]「疾患」の実体診断 vs「類型」の理念型照合診断

　たとえば「アルツハイマー病」は患者の脳内に実在する可視的な病的実体で定義される「疾患」であり，確定診断も可能である。しかし，「統合失調症」は「類型」であり，患者の脳内の病的実体ではなく，臨床家たちの描く想念idea，理念型としてのみ定義される。「類型」にすぎない診断単位の診断は，その患者の持つ諸特徴パタン（診立て）がその「理念型」（＝典型像）にどの程度近似しているかを照合して判断するものである。その診断基準とは本来，「理念型」に合致しそうな患者群を選ぶ約束事として取り決められるものである。こうして診断基準を取り決めることによって，研究者たちはこの理念型に合致しそうな患者群を選ぶことが可能となる。

C．「了解不能」感の生物学的起源と診断的意義

　これまで述べてきたように，臨床家の抱く「了解可能／不能」感は伝統精神医学における病態分類と精神科診断学の出発点であった。なぜこれが出発点とされてきたのか。それは，臨床家の抱く「了解不能」感には「生物学的起源」があり，それゆえの「診断的意義」があるからである。このことは伝統精神医学においてですら，正面から論じられてこなかった。これを理解するには「存在一元・認識二面論」，「新しい精神の科学」の登場を待たなければならなかった。

　伝統精神医学を支える精神病理学がJaspersとSchneiderによって礎定されたのは20世紀半ばであった。当時，彼らは「心脳問題」については直接立ち入ることを用心深く避けつつ，経験的二元論[27]に立ち，「心脳問題」に抵触しない精神医学基礎概念体系を形成した。当時の神経科学の水準からすればこの立場・方法が最善であったといえるだろう。しかし，その後，生命科学，神経科学がさらに発展し，21世紀の現在，心的現象と脳内現象の関係性についての「新しい精神の科学」が芽生えている。

[1]「存在一元・認識二面論」とは

　「新しい精神の科学」は精神現象を脳内現象に「還元」することはしない。では精神現象と脳の関係をどう理解するか。まず，精神現象にはその本体Xが存在すると仮定される。この本体Xそのものは誰にも直視できないが，しかしこの本体Xがわれわれに認識可能なかたちで映し出される「画面」が二つ存在すると考える。第一画面Aは「主観的体験」という画面で，ここに映し出される現象がすなわち「わたしの主観的体験」である。この第一画面Aを視て感じて体験できるのは当人の「わたし」だけである。この第一画面Aに映し出される「現象」が立ち現れる在り様を解明しようとするのがHusserl Eの「発生的現象学」[39)40)]である。本体Xが映し出される第二画面Bは，「ニューロン群協調発火現象」[31)39)]である。この現象はこれを観察するすべての人が視ることができる。第一画面Aと第二画面Bに映し出される現象はともに本体Xを反映したものであり，両画面の現象には対応関係があると仮定される。こうした仮定は最近，「存在一元論・認識二元論」[1)5)18)]と呼ばれている考え方とほぼ同じである。

[2] 生命現象と「情報と意味」

「新しい精神の科学」が考える生命現象と精神現象の関係は結論だけを記せば次のようになる。

①心的現象も生命現象であり，生命現象はDNAで基本的に司られている。

②DNAは，個体を超えた生命の存続に有利なものが進化で選択されたものである。

③上記の論理的帰結として，心的現象もニューロン群協調発火現象も「個体を超えた生命の存続」という究極因[30]に寄与する合目的性を帯びることとなった[4]。その全過程はどの部分を取り出しても，究極因に寄与するという文脈の中での意義・意味を有し，次々と意味連続的に展開されている。それゆえ，それらの諸現象の展開は，原子・分子レベルの因果律による「因果連鎖」現象として理解できるとともに，合目的的な意味を有する事象が連鎖的に生起する「意味連鎖」現象として理解することもできる。たとえば「空腹時に目の前に食べ物があり，これを食いたくなった」という一連の事象は，これを構成する各事象の「意味連鎖」現象として理解することができる。物理現象が従っているものを「法則」あるいは「因果律」と呼ぶことに対比すれば，生命現象の「意味連鎖」が従うものは「規則」あるいは「意味律」と呼ぶことができよう。「意味連鎖」の破綻は「意味律」の破綻，合目的性の破綻，本来的な生命活動の破綻である。

④生命現象の合目的性の観点からみれば，ニューロン群協調発火の目的は，一つは外界・体内の状況に応じて即座に最適な行動を発現することであり，もう一つはその発火履歴に応じて神経回路網の結合パタンを合目的的に形成・修飾することである。「情報」とはなんらかの物質・物理現象で形成された「時空間構造（パタン）」[42]（「モノ」そのものではなく，「モノ」で形成された「コト」）であり，かつ，なんらかのシステムPに作用してそのシステムPの内部構造を変化させる機能を有する。その内部構造の変化（ΔP）が，そのシステムPにとってのその情報の「意味」である[31]。ニューロン群協調発火の時々刻々の時空間構造（パタン）は，まさしく上記の定義を満たす「情報」であり，その「意味」とは，次なる瞬間に生じる，当のニューロン群協調発火パタンの変化である。この変化は合目的的生命現象の意味律に従った

変化である。こうして先に述べた第一画面Aに映し出される心的体験にも，第二画面Bに映し出されるニューロン群協調発火現象にも，等しく意味連続性が発現されることになる。

[3] 臨床家が抱く「了解可能／不能」感の生物学的意義

「新しい精神の科学」では「了解」もまた生命現象であると考える。上記の通り，心的体験もニューロン群協調発火現象も，時々刻々変化する意味連続体として存在し，臨床家は患者の心中のこの意味連続体のなめらかな変化を時々刻々読み取っている。この「意味の読み取り」がすなわち「了解」である。

しかし，「意味律」で駆動されているはずのニューロン群協調発火現象に，意味律を破るような物理的因果過程が生じる場合がある。この場合には心的現象およびニューロン群協調発火現象の意味連続性が攪乱されることとなり，そこに意味連続性を読むこともできなくなる。ここに，熟練した臨床家は「了解不能感」を抱くのである。つまり熟練した臨床家の「了解不能」感は，心的体験およびニューロン群協調発火現象の意味連続性を打ち壊す物理的因果過程が患者の内部に生じていることの「生物学的 徴 （バイオマーカー）」なのである。

[4] 生物学的偏倚を「異常」とする判断根拠はどこにあるか

「了解不能」感は，このように「新しい精神の科学」によって，その生物学的・診断学的意義が再認識されるべき時を迎えている。ニューロン群協調発火現象を「異常」と判断する究極の指標は，心的現象の意味連続性の破綻である。そこで，いかなる遺伝子変異や神経伝達物質の偏倚が生じていようが，その帰結が心的現象の合目的性・意味連続性を乱さない限り，その変異・偏倚は正常範囲とみなされることになる。

[5] 伝統精神医学における診断単位設定，3つの着眼点

以上をまとめて，病態の「了解可能性」や「病的実体可視性」の違いに端を発する，診断単位の定義方法・診断方法の違いを表7-1に示した。

「類型」（理念型）としての各診断単位に診断基準を設けるとすれば，①それに先立ってその診断単位の理念型を明確化して定義し，②次いで，個々の患者の診立てがその理念型に合致していると判断する照合基準を定めること

160

表7-1　精神科診断単位を妥当に設定・定義・診断するための3つの着眼点

着眼点1：その診断単位の心的現象は了解可能か？	了解不能である		可能である
「了解可能／不能」の病態生理学的意義とは？	「了解不能＝心的現象の意味連続性（意味律）を破綻させる物質過程（プロセス＝病的実体）が存在する」とみなされる。		「了解可能＝病的実体は存在しない」とみなされる。
着眼点2：その「病的実体」は既知・可視か？	既知であり，可視化されている	まだ知られていない，まだ視えない	そもそも存在しないので，視えない
その病因分類の通称は？	器質因（外因）	内因	心因
診断単位の実例は？	例 抑うつを呈した甲状腺機能低下症	例 統合失調症，内因性うつ病	例 抑うつを伴う適応障害（抑うつ反応）
着眼点3：上記からすると，診断単位の定義方法は？	その病的実体で定義する	臨床家が共有する理念型（病像・経過等の典像）を明確化して，それを「定義」とする。	
「疾患」か「類型」か？	疾患Krankheitと呼ぶ	類型Typusと呼ぶ	
診断基準とは？	その病的実体が「ある」か「ない」かの判断基準	患者を各種診断単位の「理念型」と照合し，そのどれに，どの程度近いかを判断する基準	

になるだろう。それゆえ，診断の基準は「照合基準」と呼ぶべきなのかもしれない。各種診断単位の理念型定義や「照合基準」について，伝統精神医学の臨床家たちによる合意形成作業がこれまでなされてこなかったことは，残念なことである。これがなされていれば，世界の精神医学が米国DSM精神医学に席巻されることはなかったはずである。

2.　米国DSM精神医学の「神話と真実」

　ここでは米国DSM精神医学の根本的欠陥を「方法論問題」に限定して整理してみよう[36]。その欠陥は①「類型・理念型」概念の欠落，②「了解」概念の誤解と「了解可能／不能」弁別能力の不足，③病名診断と診立て（ケースフォーミュレーション）の乖離の3点に集約される。アメリカ精神医学界に「類型・理念型」，「了解可能／不能」をはじめとする精神医学の基礎概念が行きわたっていないことは，Ghaemi SNがその著書[3]でJaspers「精神病理学総論」とWeber Mの「理念型」概念を多大の頁を費やして解説せざるを得なかったことからもうかがえる。

A．「類型」・「理念型」概念の欠落

　アルツハイマー病のように，病的実体が可視的な診断単位は，その実体の有無で診断単位を定義することが可能なので，患者の診断はその実体の有無を確認することで，原則として黒か白かの二分法で診断できる。しかしこれまで述べてきたように，病的実体が未可視，あるいは実体がそもそも存在しない診断単位群については，原理的に，臨床経験から抽出された典型像としての「理念型」を措定するという方法によってしか，その診断単位を設定しえない。したがってこれらの診断単位について「診断基準」を設けるとしたら，その基準は，患者の診立てがこれらの理念型に該当すると言えるかどうかを判断する「理念型との照合基準」でなければならない。ところが「理念型」概念がいきわたっていないアメリカ精神医学会（APA）はDSM-Ⅲ策定にあたって，伝統精神医学からその診断単位を暗黙裡に踏襲しつつ，「類型」である診断単位の「理念型定義」をどこにも明示しないで「診断基準」を設けてしまった[26]。そこでその瞬間，本来，「理念型定義」が座るべきだった「空席の王位」に，「診断基準」が座ってしまうという，主客転倒の事態が生じたのである。たとえばMajor Depressive Disorderについては，その診断基準で選ばれた患者が罹病している疾病がMajor Depressive Disorderであると定義され，この基準で対象を選択して疫学調査や研究がなされ，そのデータに基づいて，「Major Depressive Disorderとは，かくかくしかじかのものである」と述べられることになった。

　こうして米国DSM精神医学では，病的実体が未可視であったり，そもそも病的実体が無い病態については，その診断単位（類型）の措定方法や診断・研究のあり方が根本から歪められてしまうことになった。振り返ってみると，こうしたことの起こりは，「理念型」という精神病理学の基礎概念を米国DSM精神医学が伝統精神医学から踏襲しなかったことに始まっていたのである。

B．了解概念の誤解と「了解可能／不能」鑑別力の不足

　先に述べたように，訓練された臨床家が患者の心的現象について抱く「了解不能」感は，本来は「意味律」で駆動されているはずのニューロン群協調

発火現象に，意味律を破る物理的因果過程が侵入したことを示す生物学的指標（バイオマーカー）である。従って，たとえば抑うつ状態にせよ妄想状態にせよ，まずは了解可能なものと，了解不能なものに分けられるべきであり，そのそれぞれに診断単位が用意されるべきである。ところが DSM 診断単位設定には患者心理の了解可能／不能性が考慮されておらず，その結果，たとえば Major Depressive Disorder のように，了解可能な反応性抑うつと了解不能な内因性抑うつとが一つの診断単位で括られてしまう事態が生じた。成因の異なる各種抑うつ状態であっても，「これらを鑑別できるほど臨床家たちの能力が高くない」ことを理由に，DSM はこれら成因の異なる抑うつ状態を十把一絡げにして Major Depressive Disorder で括るのだという[12]。このことは，どの学派からみても均質と認められる診断単位設定を目指している DSM 自身の編集方針に矛盾しているとしか思えない。

　精神症状の「了解可能／不能」が DSM の診断分類に組み込まれなかったその理由は，1960 年代までの長きにわたって精神力動論に支配されていた米国[3)]では Jaspers，Schneider の「了解可能／不能」概念の意味と意義が正確には理解されなかったからであろう。たとえば雑誌「Psychological Medicine」の編集者で，第Ⅳ版以降の DSM 作成でも重要な役割を果たした Kendler KS は「これまで了解不能 ununderstandable とされてきた統合失調症の体験も神経科学で説明 explanation が可能になれば了解可能 understandable になる」という論旨を展開している[14)]。「了解と説明」に関するこのような根本的誤解が生じた原因はおそらく，Verstehen が understanding と英訳されたことにあると思われる。臺弘は「説明と了解」以外に「理解」というコトバを用いたときく。「了解 Verstehen」は「意味的連関の理解」であり，「説明 Erklären」は「因果的連関の理解」である。このようにわが国では了解，説明，理解という 3 つのコトバを使い分けることによって Jaspers の本意を理解することができる。一方，英語では了解も理解も understanding という一語で済まさざるを得ないとしたら，Jaspers の本意を誤解することになっても不思議ではない。「了解」概念の理解に乏しく，それゆえ「了解可能／不能」を弁別する臨床技能を育てる伝統もない米国では，臨床医の「了解可能／不能」判断にばらつきが大きく，このことも DSM 診断分類にこれを組み込む

163

ことができない理由だろうと推測される。

C．病名診断作業と「ケースフォーミュレーション」作業の乖離

　伝統精神医学の作業行程ではふつう，まず患者の「診立て」が立てられ，次いでこの「診立て」に依拠してこれに見合った病名（診断）が与えられる。診立て作業と病名診断作業は一体であるといってもよい。米国 DSM 精神医学でも診立て（ケースフォーミュレーション）は重要視されており，病名診断を下すだけでは不十分であるとされる。しかし，「診立て」と「病名診断」の位置関係は伝統精神医学とは大きく異なる。病名診断はケースフォーミュレーションの中で役立てられるべきもの（DSM-5 の訳書「本書の使用法」，p. 19）と位置づけられているものの，DSM の病名診断はケースフォーミュレーションには依拠せず，もっぱら診断基準で決められるのである。従って，DSM での病名診断作業はケースフォーミュレーション作業から独立・乖離したものとならざるをえない。このことは DSM が臨床場面で使いづらい大きな理由となっていると思われる。Major Depressive Disorder は，病名診断作業と「診立て」作業が乖離する典型例であろう。

3．「病態形成因」の分類と診断単位

　「診立て」はさまざまな病態形成因を基にして組み立てられる。多くの病態形成因（以下，成因とも表現する）はその病的実体が未可視であったり，そもそも病的実体といえるものが無いものであるために，諸成因の種類・存在は仮説的に概念・理念の世界で想定・構築していくしかない。しかし，これは仮説的に想定・構築された概念的・理念的成因が空想的な絵空事であるということではない。その概念の世界は患者群の現実と照合されながら，その妥当性が検証されてきたものである。これらの諸因子を表 7-2 にまとめた。精神症状の仮説的病態形成因は，意味連鎖現象として了解・意味解釈の対象となりうるもの（A 群）と，物理的自然現象として因果的説明の対象となるもの（B 群）の 2 種類に大分類されること，これはそれぞれ心因と非心

因（内因・器質因）に対応することを以下で述べておきたい。

表7-2　病態形成因の分類

A群（コト）　了解・意味解釈の対象となりうる病態形成因（心因に相当）	A-1	生育史・生活史上の環境・出来事
	A-2	A-1で形成されたパーソナリティ（過去に学習されて現在の思考・感情・気分・欲動に影響する記憶の総体）
	A-3	直近の環境・出来事，直近の内的心理状態
B群（モノ）　因果的説明の対象となりうる病態形成因（器質因・内因に相当）	B-1	ゲノムとその偏倚
	B-2	個体発生した神経回路網とその偏倚（神経発達障害など）
	B-3	ニューロン群協調発火機能とその偏倚（分子〜細胞〜神経伝達〜回路網レベルの偏倚）

A．病態形成因が属する2つの次元

　患者の病的心理が臨床家に了解可能な範囲であれば，病態形成因として見出されるのはA群である。それらは「コト（事）」の世界，物質系が構成する「時空間構造（パタン）」[42]の世界，「情報と意味」の世界に属し，これは伝統精神医学でいう「心因」に相当する。

　熟練した臨床家にとって「了解不能」な場合には，表7-2に挙げた病態形成因B群の存在を想定し，意味連続性を攪乱させた物質的因果過程を想定して仮説を立てることになる。つまり病態形成因B群はその病的実体の存在をモノ（脳）の世界に想定することになる。これは器質因・内因に相当する。

B．各種病態形成因とそれに起因する代表的な診断単位

　病態形成因A群が主因と想定される診断単位は，伝統精神医学でいう心因性精神障害，たとえば解離性障害，反応性抑うつ，各種のパーソナリティ障害のうち不適切な学習で形成されたもの，適応障害や急性ストレス反応などである。これらの患者の体験・行動は，意味連続性が保たれているものと「解釈」できる。これらの精神症状に対応する物理的・生物学的因果過程は当然，脳内に実在するが，そこに質的異常を想定する必要はない。これらの診断単位の主たる治療法は精神療法や環境調整ということになる。

　病態形成因B群が主因と想定される診断単位としては，各種認知症，統合失調症，双極性障害，内因性うつ病，神経発達障害などが挙げられる。これ

らの治療法として第一に求められるのは，病態形成因そのものに直接的に関わる生物学的治療法である。

C．心因と内因が絡まり合う？

　ただし，病因 A 群と病因 B 群が絡まり合って病態を形成している診断単位もありえる。不安障害圏，Major Depressive Disorder，心的外傷後ストレス障害，パーソナリティ障害と診断される患者群には，単に病因 A 群だけによる者と，病因 A 群と病因 B 群が絡み合うことによる者とが混ざっている可能性がある。

4．内因性うつ病の理念型と「照合診断」

A．臨床家たちは「うつ」現象をどう構造化して眺めているか

　「抑うつ状態」の脳内実体もまた大半の場合，未可視あるいは実体無しである。それを前提に熟練した臨床家たちは抑うつ状態にさまざまな成因を想定し，想定される成因をもとに，いくつかの診断単位理念型を措定してきた。代表例として中安信夫の分類[22]を表 7-3 に掲げた。これらの診断単位の病的実体は，①は可視，②から⑦は未可視，⑧⑨は実体無し，⑩は未可視なものと実体無しのものが混在する可能性があると解釈してよいだろう。

　最初に述べたように，日本語医学用語の「うつ病」という用語が一体何を

表 7-3　中安信夫が慣用する「うつ」の診断分類[22]

外因性	①身体疾患（器質性・症状性・中毒性）に基づくうつ状態
広義の内因性	②躁うつ病（Ⅰ型，Ⅱ型） ③内因性うつ病 ④退行期（初老期）うつ病，老年期うつ病 ⑤産褥期うつ病 ⑥月経前不快気分障害（月経前うつ病） ⑦季節性感情障害（冬期うつ病）
心因性	⑧抑うつ反応 ⑨抑うつ神経症（含：逃避型抑うつ）
疲弊性	⑩疲弊抑うつ

指すかについては，今や専門家同士の間ですら共通認識が失われていると考えたほうがよい。それゆえ，もし「『うつ』の構造とは」であるとか，「うつ病とは何か」を論議する時には，まず真っ先に必ず，「あなたが使う『うつ病』というコトバが指し示す病態は，これら（中安が挙げた10種）のうちの，どれとどれに近いのですか」と，互いに確かめ合っておかなければならない。議論のためのそういう「道具」としても，中安が挙げた10種類は有用である。

　抑うつを呈する診断単位は，伝統精神医学と米国DSM精神医学では，ぴたりとは重なり合わない。内因性うつ病で比較的症状が出そろった者はDSMではMajor Depressive Disorderに該当し，比較的軽症の者は適応障害，不安障害群，身体症状症などと診断されることがあるだろう。抑うつ反応，抑うつ神経症（含：逃避型抑うつ），疲弊抑うつで一定以上に症状が出そろった者も，DSMでは一括してMajor Depressive Disorderと診断されるだろう。

　こうして眺めると，DSMと対比して伝統精神医学では抑うつ状態の分類がより細かい。その細やかさは，想定される成因の異種性と治療方針の異なりを想定してのことである。治療に有用な診断単位設定を目指せば当然のことである。

B．「内因性うつ病」の理念型定義

　ここで，内因性うつ病の理念型定義と診断方法について述べておこう。DSM-Ⅲ刊行以降でも，筆者の手元にある2つの教科書には内因性うつ病の典型像が描かれている。一つは1984年に笠原[13]によって執筆されたもの，もう一つは2010年に山下[41]によって執筆されたものである。これらに描かれた「内因性うつ病」の典型像は，2011年刊行の『『うつ』の構造』収載の古茶論文[16]に描かれたものとも同じにみえる。3名の臨床家たちが描く内因性うつ病の典型像はほぼ一定の姿に収束する。すなわち一致度が高いとみてよい。そこで，上記3者の描く典型像を筆者なりに一つの理念型にまとめてみた（**表7-4**）。内因性うつ病の特徴項目A〜Dと，その患者群の統計的データから導かれる項目E，Fを合わせたものが内因性うつ病の理念型の全体を形成することになる。

表7-4 「内因性うつ病」の理念型定義

A. 特徴的な症状パタン	生気抑うつ vitale Depression	精神症状	(1) 制止（意欲／思考／行動の制止。おっくう，頭が働かない，やる気が湧かない） (2) 否定的心的感情 　状態感情（悲哀，不安，悲観，焦燥，孤独感） 　自己価値感情（自信喪失，後悔・自責罪悪感，希死感）
		身体症状	(3) 不快な身体感情（倦怠感，頭重感，胸・心窩部・腹部の不快感・痛みなど）
			(4) 睡眠障害（早朝覚醒・中途覚醒など）
			(5) 食欲低下
			(6) 性欲低下
		表出症状	(7) 上記を窺がわせる表情，語調，物腰・行動
B. 了解不能性と無反応性	(1) 症状内容と変動様式に環境状況への反応としては了解しきれない部分がある。 (2) 中核的症状は，環境状況が好転しても改善しない。		
C. 経過・変動の特徴	(1) 誘因の有無を問わず，病相は徐々にあるいは急速に出現する。 (2) この間，症状はほぼ連日，一日中続く。 (3) ことに朝方に重い（日内変動）。 (4) しばらく続いた後，ふたたび理由なく軽快ないし完全に消失する。 (5) その後も同様の病相が反復することがある。 こうした変動・経過も環境状況変化から乖離してみえる。		
D. 他の診断単位の除外	器質因性疾患，統合失調症，双極性障害ではない。		
E. 治療反応性	休息，あたたかい支援，抗うつ薬，電気衝撃療法が有効である。		
F. 疫学的特徴	血縁者内で集積性が認められ，体質的な脆弱性素因の関与が想定される。		

C. 「内因性うつ病」の「診断」とは

　患者を内因性うつ病と診断する際の判断基準は，患者が内因性うつ病理念型の特徴項目AからDの4項目すべてを満たしていることとしてよいだろう（表7-4）。これら4項目の一部が満たされていない，あるいはそれが不明な場合には，診断は留保されることになる。また，さらに特徴項目E，Fが満たされることが判明すれば，診断はより確かなものといえることになる。

　特徴項目A，B，Cの判断には熟練した臨床家の直観力を必要とする。従って，内因性うつ病の診断に関する診断者間の一致度は，診断者たちが熟練した臨床家であるかどうかによって大きく異なって当然というべきだろう。

　なお，鑑別診断に際しては，当然のことながら内因性うつ病だけではなく，他の診断単位，たとえば了解可能であることで内因性うつ病と区別される抑うつ反応の理念型についても定義が設けられ，患者がどの理念型にどの程度，

該当するかの比較が行われることになる。

D. 使えるのは「内因性うつ病」か，「Major Depressive Disorder」か

すでに指摘されていることであるが，成因論的に多様な「うつ」が混淆した Major Depressive Disorder を対象に治験をしても，生物学的異常を探索したとしても，成果はあまりあがらなくて当然であろう。ところが，先にも述べたが，わが国の近年の多くの教科書は内因性うつ病のために独立した章立てを設けることをせず，Major Depressive Disorder を取り上げる傾向にある。

Ghaemi[3] が指摘したように，見ようによっては Major Depressive Disorder もまた一つの理念型である。では内因性うつ病と Major Depressive Disorder のどちらの理念型が診療場面でより有用といえるだろうか。わが国で熟練した臨床家たち（たとえば内海[38]，大前[24]，古茶[15)16)17]，中嶋[20]，中安[22]，針間[6)7]，松浪[19]）に選択させれば答えは明らかと思われる。筆者が Major Depressive Disorder を選択しない理由は，この診断単位が了解可能性／不能性を問わない，成因雑多な診断単位であること，それゆえ「診立て」に役立たないことである。

5. 抑うつ現象の進化的起源

A.「抑うつ状態」の種類と身体感情，心的感情

ここからは「うつ」とはどういう現象かという問題に入ろう。「うつ」とは何か。「うつ」は，ある国語辞典によれば，「気がふさいで，楽しくないさま。心が晴れやかでないこと」とある。Schneider[27] によれば「うつ」を構成する感情には身体感情と心的感情があるとされ，抑うつには4つの種類，①反応性抑うつ，②背景抑うつ，③基底（地下）抑うつ，④循環病性抑うつがあるとされる。内因性うつ病での抑うつはこの④に該当する。

B．理論モデルとしての「基底的生気調節回路」

　現象について，モデルを理論的に描くことは学問の重要な方法の一つである。科学は理論と実験・観察の照合で成り立つ。精神現象を扱うマクロな神経生理学においては，ニューロン群協調発火回路網の「理論モデル」をまず措定し，ついでこの理論モデルと脳内回路網の実体を照合して検証するという方法を採るしかない。

　不快で否定的な身体感情・心的感情もまた進化で形成されたもので，合目的性を帯びているはずである。このうち身体感情は自己の身体的健康状態，心的感情は自らを取り囲む生態系（気候・食糧・獲物・外敵・同種の群れなど）における自己の立場を評価する機能であり，いずれも同時にそれに応じた適応的行動を促す欲動を伴う。これらの感情・欲動機能は，系統発生的には哺乳類以前の古くから形成されていたと考えられる[28]。

　自己の健康状態と自己を取り囲む生態系の状況が安全かつ有利で，活動的になればなるほど利益が大となることが見込める状況では，生気・欲動は躍動方向にシフトし，巣から出て，食料を確保して大いに食し，配偶相手を求め，生殖する。これはいわば合目的的な「躁」状態である。逆に活動すればするほど生命に危険が及び，不利益を被る状況では，生気は沈滞方向にシフトし，外敵との闘争から撤退し，巣に引きこもり，食欲・性欲を抑制したり，不安レベルを高め，睡眠を浅くして警戒をおこたらないようにする。これはいわば合目的的な「生気抑うつ」状態である。

　こうした生気・欲動の変動は生命保存・遺伝子複製に有利である。この有利性ゆえに，生気・欲動の躍動・沈滞水準を内的・外的条件に合わせて調節する機能が系統発生早期に中枢神経系回路網に組み込まれたと考えるのは自然なことである。この仮説はヒトを含む動物の原初的な身体感情・本能的欲動の変動をうまく説明できる。ヒトにおけるこうした生気の躍動・沈滞を調節する回路の存在を示唆する精神医学的現象が，Schneider のいう「基底（地下）抑うつ」，「循環病性抑うつ」であると考えられる。

C．「基底的生気調節回路」と「基底（地下）抑うつ」・「循環病性抑うつ」

　そこで，理論上存在が想定される上記の回路網を「基底的生気調節回路」

と呼んでおこう。ヒトにおける「循環病性抑うつ」では，生気の変動が生理的範囲を超えて合目的性を逸脱し，ネガティブ方向に偏倚している状態であると思われる。「疲弊抑うつ」は一定の限度を超える疲弊の持続で引き起こされる生気抑うつであろうが，これはこの回路網が負の方向に作動した結果であると想定される。「基底（地下）抑うつ」はこの「基底的生気調節回路」の生理的範囲内での変動とみることができる。「基底（地下）抑うつ」，「循環病性抑うつ」における生気の沈滞はいわゆる「心因で了解」できるたぐいのものではない。ただし「基底（地下）抑うつ」は反応性の気分と「合流」して変動するものとされている[27]。

D. 霊長類における「群れ社会内反応性気分調節回路」の進化

　気候風土・食糧資源・外敵・同種の競争者という生態系に重層して，「群れ」の中で生きる哺乳類，ことに人類にはさらに，生存生殖に極めて大きな影響を与える新たな生態系が加わった。家族・血族・部族からなる「群れ社会」という生態系である。良好な配偶・家族関係の維持，群れ内での居場所の確保は生存・生殖に欠かせないものとなった。群れ社会という新たな生態系での進化的適応として，複雑な感情生活が営まれ，思いやりの能力が深まり，互恵的利他行動までがなされるよう辺縁系・大脳新皮質が発達した[8]。

　こうした進化をとげたヒトの群れにおいては，家族や群れ社会の中での失敗・挫折・喪失に際しては，嘆き悲しみ，意気消沈し，争いから撤退してへりくだり，家族・仲間と宥和し，家族・仲間からの支援を引き出す救難信号を発することは，生存・生殖により有利なこととなった[28]。こうした一連の反応のための神経回路網を備えた者の方が，備えていない者より適応度（遺伝子を残す率）が高いことは容易に理解できる。そこで，この一連の反応を呈する「群れ社会内反応性気分調節回路」が人類の中で進化したものと考えられる。抑うつ関連の「心的感情（状態感情・価値感情）」[16)27]はこの「群れ社会内反応性気分調節回路」に備わった機能とみなすことができる。「基底的生気調節回路」と「群れ社会内反応性気分調節回路」を対比すれば，前者は身体・労働環境や天候に左右される身体的生命活動・身体感情を司り，後者はより対人関係や自己評価に左右される心的感情を司ると想定される。

E．抑うつ状態の「成因の診立て」と「分類診断」

「群れ社会内反応性気分調節回路」の機能は，人類が群れ社会の中で生きるための合目的的なものである。病態形成因A群（表7-2）がこの回路をネガティブの方向に作動させることは，元来は合目的的なことであり，本人は活動を慎むことになり，傍らの他者の心には患者への憐憫の情や患者を支援したい感情を引き起こす。これによって発生した抑うつが結果として一定限度を超えたものであっても，これは了解可能な範囲の精神現象として受け止められ，「抑うつ反応」と診断されることになる。この場合，病態形成因A群に見合った対応策，すなわち生活環境・対人関係の調整・改善や家族・仲間によるサポートが治療上優先されることになる。

仮に患者の周りに病態形成因A群が存在しても，その心理のすべてをこれで了解できるとは限らない。生気・気分の躍沈・明暗を調整する回路網をネガティブ方向へと偏倚させる起始因は，病態形成因A群ではなく，病態形成因B群（＝何らかの物理的因果過程）である場合もある。「基底的生気調節回路」や「群れ社会内反応性気分調節回路」をネガティブ方向に作動させたのが病態形成因B群であれば，この患者の抑うつについて，臨床家や周囲の者は「了解不能感」を抱くことになる。これが内因性あるいは器質因性の抑うつである。内因性うつ病や双極性障害に該当する患者群の疫学的データ（遺伝素因，抗うつ薬・炭酸リチウムに対する反応性，良い環境状況への無反応性など）から，内因性うつ病や双極性障害には，基底的生気調節回路や群れ社会内反応性気分調節回路をネガティブ方向に偏倚させる身体因や物質的偏倚（分子〜細胞〜回路網レベル）が想定される。それゆえ病態形成因B群に対しては，これに対応した薬物療法をはじめとした身体療法の探索が求められるわけである。

6．人類進化・近代社会と「社会因性抑うつ」

さて最後に近代資本主義・科学文明社会という新たな生態系における「社会因性抑うつ」[32)33)]と，これを超克する道[34)]について考えておきたい。

A. 進化で形成された「根源的願望」

「新しい精神の科学」を支える3本の柱の一つは進化学（ことに霊長類の進化心理学）である。進化の公理は「個体を超えた生命の存続」[30]であったことはすでに述べた。この公理から派生した遺伝子選択原理が4つあること，これらの原理がヒトの根源的願望[28)32]を形成してきたことは，意外と着目・注目されていない。その4原理とは，①狭義の自然選択，②性選択，③血縁選択，④群れ社会内選択である[2)8)32)33]。これらの原理によって進化したのは身体器官だけではない。神経回路網とそこに組み込まれた生得的行動もこれらの原理によって形成された。この生得的行動を駆動する力として主観的に体験された感情・欲動が，筆者のいう「根源的願望」である。これは Jung CG のいう普遍的（集合的）無意識[28]に相当する。彼はこれが遺伝的なものであることを早々と指摘していた。このことをようやくわれわれは進化学（進化心理学[2)8)23]）の知からも教えられることとなった。

またヒトの群れはさらに言語と知性を獲得した結果，自身の過去・現在・未来の出来事を家族・血族・部族の「物語」として紡ぎつつ，この「物語」を頼りにさまざま苦難をも乗り越えて生きることになった。原初の時代，「物語」の中心をなしたのは神話・宗教であった。神話・宗教は世界と人類の始まり，人生の根幹にまつわる出来事，すなわち誕生・出立，恋と配偶，子の誕生，親子の情愛，親しき者の死などの意味を語るものであった。先に挙げた4つの原理に基づくさまざまな願望の挫折を乗り越えて生きていくうえで，「家族・部族の生きがいのある物語」はヒトとその群れにとって無くてはならないものとなった。群れを鼓舞する物語を心に描き，これを心の支え・指針とすることは，他部族と競合しつつ，苦難に耐えて子孫を残してゆくのに有利であった。その必然的結果として，ヒトの心には「生きがいのある物語」を生きたいという願望が5番目の根源的願望として組み込まれたと言ってよい。

そこで心を澄まして自らの内奥に問えば，われわれはみな，**表7-5**に挙げた根源的願望が満たされるような，そういう環境・状況で日々を過ごしたいのだということに気づかされる。われわれの心はこの根源的願望の実現・挫折によって幸福感や不幸感，抑うつ気分を体感するように進化で作られてい

たのである[34]。

表 7-5　遺伝子選択の諸原理と形成された行動・根源的願望[34]

遺伝子選択の原理	生得的行動	根源的願望
1. 自然選択（狭義）	「健康・食・住」の確保行動 （生殖を完遂するまで生きのびようとする）	「医食住」願望 日々の食べ物が手に入るようでありたい。身を守る居場所・ねぐらが欲しい。からだは痛くも苦しくもなく，健やかでありたい。死にたくない。
2. 性選択	配偶・生殖行動 （生殖に有利な相手と配偶・生殖する）	「配偶・生殖」願望 魅力的（＝生殖に有利）な配偶相手を得たい，交わりたい。その配偶相手を独占していたい。
3. 血縁選択	血縁者への利他的行動 （遺伝子を共有する血縁者の生存・生殖を支援する）	「家族・血縁の絆」願望 何よりわが子・わが孫を愛し，慈しみ，睦みあいたい。血縁者たちと助け合い，楽しみを分かち合いたい。
4. 群れ社会内選択	群れで有利に生きる 社会的行動 （群れの中での地位の確保，相互的協力・利他行動）	「集団帰属」願望 協力し合って生活の糧を得る部族集団に，自分も所属していたい。 そこに自分の居場所と果たせる役割があって欲しい。 まわりから自分の存在を認められていたい。
5. 「文化」選択 （生存生殖に有利な文化を形成する遺伝子が種に広まることによる遺伝子選択）	部族で言語・知性，文化を共有し辛苦に耐え，希望を生きる行動 （生きがいのある物語を生きる行動）	「生きがいのある物語」願望 自分と家族・部族の「生きがいのある物語」を生きていたい。

B．近代文明社会における「社会因性抑うつ」

　ところが，近代の資本主義・文明社会は，ヒトゲノムが完成された狩猟採集時代の生態環境とは全くかけ離れたものになってしまった。その結果，進化で形成された根源的願望はかえって満たされ難くなった面[2)23)33)34)]もある（表 7-6）。

　それと同時に，近代科学の浸透によって，かつて人々の心の拠り所であった神話・宗教が携えてきた救済機能は機能しえなくなった。これが近代資本主義社会の「反幸福性」であり，「第二の楽園追放」ともいわれる事態である。この事態は「群れ社会内反応性抑うつ回路」をネガティブ方向に賦活し，新たな心因性抑うつを広汎な人々の中に生じさせている。これを近代資本主義

社会の「社会因性抑うつ」と名付けておきたい。

表7-6　近代文明社会における「うつ」の「社会因」[34)]

1.「配偶」・「家族・血縁の絆」 願望を妨げるもの	●結婚・家庭維持のしづらさ 　不安定な配偶関係⇒離婚⇒父母との別れ 　居住地の拡散⇒血縁・地縁のつながりの希薄化
2.「集団帰属」願望を妨げるもの	●グローバル資本主義社会における競争原理 　生活の糧を得る部族共同体・終身雇用社会の崩壊 　組織間の競争による共同体組織の変質・組織内での 　個人間競争の激化と挫折 ⇒群れ社会における自分の居場所・肯定的承認の喪失
3.「生きがいのある物語」願望 を妨げるもの	●家族・血縁・部族共同体が共有してきた伝統的な「大 　いなる物語」（伝統的宗教）の喪失

むすび——未来の共同体社会を支える「新しい物語」

　そこで，ヒトの根源的願望を妨げない社会制度の根底条件（表7-7）を模索することが「新しい精神の科学」のこれからの課題となる[34)]。

　さらにこうした共同体社会を実現するために重要なことは，その実現を目指す人々が「その実現の物語」を共有できることである。しかし，かつてその「物語」としての役割を果たしていた伝統的宗教は，そのままではその役割を果たせなくなってしまっている。新たな「物語」をわれわれはいつか共有できるようになるのだろうか。同様な問題意識は広井良典の著書『ポスト資本主義—科学・人間・社会の未来』[9)]にも見て取ることができる。

　待ち望まれるその「新たな物語」は，3000年紀を迎えた今まさに，生まれ出でこようとしている。「われわれはどこから来たのか，われわれは何者か，われわれはどこへ行くのか」とポール・ゴーギャンは彼の有名な絵の片隅に記した。

　この問いは誰が抱いても不思議ではない，普遍的な問いである。患者も臨床家自身もそれと自覚はしていなくても，誰しもが自分や家族の人生という「物語」を生きてきた。この「物語」はさらにその規模を地球や宇宙に拡大してみることもできる。ゴーギャンの問いは「宇宙の中における人類の物語」

表 7-7　目指すべき未来社会に望まれること[34]

1-a　外的資源について	●持てる資源に見合った消費 ●公平な供給（快適・安全で必要最小限な衣食住・医療資源・生活環境） ●適正な人口規模の維持
1-b　内的資源（健康）について	●心身の健康，その維持増進活動 ●最低限の医療の公平な供給
2　配偶・家族・家庭について	●良き配偶・家族のきずなを維持する知と文化の形成
3　群れ社会について	●社会内・職域内地位競争を緩和する知と文化の形成 ●職域共同体重視企業が企業間競争に勝てる社会制度の開発・導入 ●地域共同体の育成 ●みんなが就労可能になる社会制度，技能伝授・研修制度
4　文化と物語について	●生命・心の進化の抒情詩・叙事詩の共有

を問うているとも受け取れる。そう想ってみると，「宇宙の中における人類の物語」はまさに現在，ある臨界点を迎えていることに気付く。130数億年前に宇宙が始まり，地球が誕生し，生命が生まれて進化を続け，ヒトが生まれ，その知性が深まり，遂にその知性は自らが何者であるか，どこから来たのか，自らの「物語」を今までと違ったかたちで初めて知り始めたのである。

　20世紀後半以降の生命現象に関する知の深化は，宇宙・生命・ヒトという存在についての新たな理解・物語を人類にもたらすことになった。宇宙における「個体を超えた生命の存続」という生命進化のリアルな物語の中で，人類史の何度目かの大転換期[9]をわれわれは迎えようとしている。われわれは「新しい精神の科学」の深まりとともに，スピリチュアリティの深化の抒情詩，宗教的なるものの普遍性，普遍的な新たな宗教[29]，新たな共同体社会づくりの叙事詩を発見していくことになることを祈りたい。

参考文献

1) 浅見昇吾：脳神経倫理と認識論的二元論―ハーバーマスの試みをめぐって．Osaka University Knowledge Archive：OUKA, 2010.
　http://ir.library.osaka-u.ac.jp/dspace/

2) Buss DM：The evolution of happiness. American Psychologist 55：15-23, 2000.

3) ガミーＳＮ（村井俊哉訳）：現代精神医学原論．みすず書房，2009．

4) グラニットＲ（中村嘉男訳）：目的をもつ脳．海鳴社，1978．

5) Habermas J：The Language Game of Responsible Agency and the Problem of Free Will：How can epistemic dualism be reconciled with ontological monism? Philosophical Explorations 10：1, 13-50, 2007.

6) 針間博彦：Schneider, K. の記述精神病理学の今日的意義．臨床精神病理 34：35-49，2014．

7) 針間博彦，古茶大樹：「内因性」概念と臨床診断．臨床精神医学 44（5）：767-774，2015．

8) 長谷川寿一，長谷川眞理子：進化と人間行動．東京大学出版会，2000．

9) 広井良典：ポスト資本主義―科学・人間・社会の未来．岩波新書，2015．

10) ヤスパースＫ（内村祐之，西丸四方，島崎敏樹ほか訳）：ヤスペルス精神病理学総論（上巻）．岩波書店，1953．

11) 神庭重信：生物進化からみたこころとその病理．臨床精神医学 30（1）：17-20，2001．

12) 神庭重信：気分障害．加藤進昌，神庭重信編，TEXT 精神医学．185-202，南山堂 2007．

13) 笠原　嘉：感情病．笠原　嘉ほか編，必修精神医学．79-112，南江堂，1984．

14) Kendler K S, Campbell J：Expanding the domain of the understandable in psychiatric illness：an updating of the Jasperian framework of explanation and understanding. Psychological Medicine 44（1）：1-7, 2014.

15) 古茶大樹，針間博彦：病の「種」と「類型」，「階層原則」―精神障害の分類の原則について．臨床精神病理 31（1）：7-17，2010．

16) 古茶大樹：うつ病と退行期メランコリー．神庭重信・内海　健編，「うつ」の構造．99-123，弘文堂，2011．

17) 古茶大樹，針間博彦，三村　將：試論 現代精神医学のジレンマ．精神医学 54（3）：325-332，2012．

18) 増田　豊：認識論的二元論と認識論的自由意志／批判的責任の言語ゲーム（一）―心の哲学と刑法のメタ理論的基礎．法律論叢 81（4・5）1-33，2009．

19) 松浪克文：「内因性うつ病」という疾患理念型をめぐって．精神神経学雑誌 115（3）：267-276，2013．

20) 中嶋　聡：「逃避型抑うつ」（広瀬）・「現代型うつ病」（松浪）・「ディスチミア親和型うつ病」（樽味）の診断学的検討―「新型うつ病」問題への一寄与．精神神経学雑誌 116（5）：370-377，2014．

21) 中安信夫：「診立て」とは成因を考慮した病名の暫定的付与であり，それは終わりのない動的なプロセスである―山本周五郎著『赤ひげ診療譚』を取り上げて．臨床精神医学 43（2）：159-170，2014．

22) 中安信夫：反面教師としての DSM―精神科臨床診断の方法をめぐって．星和書店，2015.

23) Nesse R M：Evolutionary Psychology and Mental Health. In Buss D ed.：The Handbook of Evolutionary Psychology Chapter 32 John Wiley & Sons, Inc. Hoboken, New Jersey, 903-927, 2005.

24) 大前　晋：「大うつ病性障害」ができるまで―DSM-Ⅲ以前の「うつ病」（内因性抑うつ）と現代の「うつ病」（大うつ病性障害）の関係．精神神経学雑誌 114（8）：886-905, 2012.

25) 太田敏男，豊嶋良一：「うつ病」はどの範囲を指すのか―「うつ」と「うつ病」をめぐる混乱．精神神経学雑誌 110（9）：829-834, 2008.

26) 佐藤裕史，Berrios GE：展望 操作的診断基準の概念史．精神医学 43（7）：704-713, 2001.

27) シュナイダー K（針間博彦訳）：新版 臨床精神病理学（原著 15 版）．文光堂，2007.

28) Stevens A, Price J：Evolutionary Psychiatry：A New Beginning. Routledge, 1996.（小山　毅，高畑圭輔訳：進化精神医学―ダーウィンとユングが解き明かす心の病．世論時報社，2011）

29) シャルダン P（美田　稔訳）：現象としての人間．みすず書房，1964.

30) Tinbergen N：On Aims and Methods in Ethology. Zeitschrift für Tierpsychologie 20（4）：410-433, 1963.

31) 豊嶋良一，高畑圭輔：意識現象の「特異性」の科学，その基礎概念―意識・情報・時空間構造（パタン）・ニューロン群同期発火．分子精神医学 9（2）：114-122, 2009.

32) 豊嶋良一，小山　毅：進化心理学からのインパクト―精神保健・自己実現・幸福感の条件．精神医学 51（3）：265-274, 2009.

33) 豊嶋良一：進化学からみた幸福感の起源とめざすべき未来社会．臨床精神医学 40（6）：849-858, 2011.

34) 豊嶋良一：幸福はどこから来るのか？ ―幸福感の普遍性とその進化的起源．最新精神医学 17（4）：301-308, 2012.

35) 豊嶋良一：「古典精神病理学」は「新しい精神の科学」でどう継承されるか．臨床精神医学 43（2）：121-129, 2014.

36) 豊嶋良一：米国 DSM をどう読むか．最新精神医学 19（5）：375-385, 2014.

37) 内村祐之：精神医学の基本問題．医学書院，1972.

38) 内海　健：うつ病の臨床診断について．精神神経学雑誌 114（5）：577-588, 2012.

39) Varela F：Neurophenomenology：A methodological remedy for the hard problem. Journal of Consciousness Studies 3（4）：330-350, 1996.

IV．文化と精神　第7章

40) 山口一郎：存在から生成へ―フッサール発生的現象学研究．知泉書館，2005.

41) 山下　格：精神医学ハンドブック（第7版）．日本評論社，2010.

42) 吉田民人：自己組織性の情報科学―エヴォルーショニストのウィーナー的自然観．新
曜社，1990.

「新しい精神の科学」で語る「うつの起源と未来社会の物語」

第8章

悲哀，うつ，うつ病
―その進化的意味―

神庭　重信

はじめに

　精神と行動の病は，疾患によりその程度は違うものの，養育環境，社会環境の影響を受けて現れる。無数の遺伝子（脳）環境相関の中で脳が作られ，そして遺伝子（脳）環境相関の中で精神疾患が現れる[9]。その養育環境や社会環境は個人が属する文化の流れの影響をうける。

　かたや人は，Hayek FA. von の言葉を借りれば，進化の途上で受けた外的刺激の痕跡が脳の神経回路に刻み込まれている。つまり人の行動は個人史および人類の歴史，言い換えれば心理社会的コードと遺伝的コードとで二重にコードされているのである[8]。したがって精神医学は，社会，文化，そして歴史さらには進化への考察を抜きにして，人の心理・行動とその病理とを十分に理解できないと思う。

　筆者はこれまでも，社会心理学，文化心理学，進化心理学を援用して，う

つ，うつ病のあらたな姿を浮き上がらせようと試みてきており，その考察を著書として世に問うたことがある[9]。本章では，これらの考察をさらに発展させ，うつという感情を，「生物進化と環境への適応」という進化生物学の視点に限定して考察し，進化を舞台として，うつ病を含む広い抑うつ状態（以後，うつと略す）へと再び接近してみたいと思う。これまでにも，うつの進化心理学的あるいは進化精神医学的考察は数多く提唱されている[1)2)3)5)6)7)]。ここでは，悲哀とうつを進化適応的な反応という視点で理解しようとする試みを紹介する。そして，この切り口がうつの治療にどのように生かせることができるのか，について触れてみたい。

1. 人はなぜうつになるのか──Tinbergenの4つの疑問

比較動物行動学者Tinbergen Nは，"なぜ生物がある機能を持つのか"を知るためには，4つの問いが必要だと述べている。Tinbergenの4つの問いとは，直接的な要因（至近要因）として，原因（メカニズム）と固体発生（ontogeny）があり，進化的な要因（究極要因）は系統発生（phylogeny）と機能（適応）から構成される[13]。

その例として，鳥はなぜさえずるのかと考えるとき，それは，①鳥がさえずる構造と機序，②発達（どうやって鳥はさえずりを覚えるのか），③進化（さえずりはどのように進化したのか），④機能（さえずりは生きる上でどのような役割をもつのか）を問うことを要請する（Wikipedia）。

私たちは報酬系を保有している。報酬対象は情動中枢で好ましいものと判断されると，続いて報酬を得るための行動を強化するシステムを駆動する。解剖学的には前部帯状回，内側前頭前野，腹側基底核などが関与している。このシステムはドーパミンなどの伝達物質によりコードされている。報酬系の原初的な動因は食，眠り，性活動などである。しかし，そもそも，「なぜそれらのものが好ましいと判断されるのか」は，遺伝的適応度（genetic fitness）という進化学の指標より測られ，情動中枢は遺伝的適応度に応じてプログラムされていると考えられる。ちなみに遺伝的適応度とは，「個体が生涯に残

した，生存した子の数で測定した個体の繁殖性行動，または個体が自分の遺伝子の複製を次の世代にどれだけ残したかで測定される遺伝的性行動のことである」と定義される。

　ヒトが誕生し，生存してきた更新世（約258万年前から約1万年前）は，そのほとんどの時期が氷河期であったと言われている。飢餓と寒さを生き延びる上で好都合であった行動が報酬系には刻み込まれているはずである。ちなみに後で述べることになるが，報酬系に限らず，ヒトの行動特徴の多くはこの時代を生き延びる上で有利に働くように形作られたのではないかと考えられている。

　では，なぜ人はうつという感情を獲得したのだろうか。不安や恐怖，怒りなどは，身を守るために好都合な感情であることには異論がないだろう。しかし，うつは一見して生存にとり不利であるように思える。なぜならば，報酬系機能は低下し，食欲と性欲はともに低下する。判断力や記憶力をはじめとする認知能力は低下し，疲労感は容易には癒えない。死ぬことすらが頭をよぎる。選択と適応が鉄則の進化の過程で，うつはどのような遺伝的適応度をもっていたのだろうか。

A．悲しみとうつの進化

　ヒトと動物の感情（本稿では情動と感情を区別しない）を調べた Darwin CR は，人と動物の表情の類似性の研究から，かつてヒトは下等な動物のような状態にあったと考えざるを得ないと述べた[4]。また，人の感情は文化を越えて，不安，恐怖，怒りなどの基本的感情（と，それに伴う表情など）は共通しており，瞬時に相手にこころの状態を情報伝達できるコミュニケーションの手段であると考えた。

　興味深いことに Darwin は，「悲しみの進化は多くの種で母子関係に根差している」と述べている。悲しみ（悲哀や対象喪失反応）は精神医学の中心的課題として多くの研究が行われ，Darwin の直感は，やがて精神分析学者であり比較動物行動学にも精通していた Bowlby J により，「悲しみは母子分離への反応であり，母子関係の再構築を助ける」という理解へと達した[3]。

　進化した霊長類ほど幼く生まれゆっくり成長する（ネオテニー）。人はそ

の長い乳幼児期を母親に抱きかかえられて乳と保温を与えて育ててもらわなければ生きられない。それを可能にしたのが，愛着（アタッチメント）の発達である。幸運なことに人類は，ネオテニーとともに母と子を結びつける愛着という高度な生得的能力を獲得した。そして愛着の剥奪（母子分離）が起ころうとすると悲しみという感情が生まれる。愛着を強固に作り上げる接着剤の役をしているのが悲しみなのだと，Bowlby は考えた。

　ここで重要なのが Spitz RA の観察である[12]。乳児院に連れてこられた子どもたちは，当初強い悲しみに襲われ，激しく泣き叫んで母を求める。些細な刺激に反応して泣き叫んだり怒ったりする。ところが 3ヶ月が経過する頃になると，周囲の状況に対する反応性が減退して，無表情でうつろな目つきをするようになってくる。この母子分離された乳幼児に Spitz が観察した状態がアナクリティック・ディプレッション anaclitic depression である[12]。しかしこれは，分離の前に良好な母子関係ができていた子どもに限って見られる現象である。つまり愛着（あるいは執着にも当てはまるだろうが）のないところには，悲しみもうつも現れないのかもしれない。

　実はここにわれわれのうつの原型を見ることができるのではなかろうか。愛着の剥奪，対象の喪失は，悲しみを生み，それがやがてうつという感情を呼び起こす。うつは悲しみと同様に愛着と共に人類が獲得した感情なのである。成長とともに愛着の対象は広がっていく。初期の母子関係で現れる愛着は，やがて対象を物や財産などの物質へと，さらには信頼，地位，自己愛，名誉などの複雑で抽象的な対象へと姿を変えるが，共通した心理的メカニズムとそれを支える神経基盤が作動すると考えられる。したがって愛着や執着が強いほど，それを喪失したときのうつも深い。加えて，執着気質・メランコリー親和型のうつ病への発展過程にみるように，それらの対象を喪失してしまうのではないかという強迫的なおびえやこだわり，あるいは過度の自己否定感ですら，抜き差しならない心身の疲弊を招き，うつを呼び起こすのではなかろうか。

　ではなぜ，悲しみの後にうつが生まれるのだろうか，Kübler-Ross E の死の受容でも最後に現れる感情がうつである。うつは瀬戸際の生存戦略としてどのような役割をはたすのだろうか。

B．うつのダーウィニアン・モデル

　うつは適応的行動戦略であるとする進化学的説明（ダーウィニアン・モデル）には諸説あるが[1)2)5)6)7)]，大きく分けて以下の２つに要約できる。

(1)うつは，自らの力では変えようのない逆境，窮境において，①無利益な行動を止め，生命維持にとってより重要な活動を守るためにエネルギーを保存し，②他者からの援助行動をひきだす，あるいは③状況が好転する幸運を待つという説である。これと類似した現象に sickness behavior がある。野生の動物は，感染症に罹ったとき，深刻な傷や骨折を負ったとき，熱が出て，怠くなり，食欲は低下し，睡眠量が増える。この生理的変化にはサイトカインが関与していると考えられているが，摂食行動や性行動などの報酬系は抑制され，その結果，餌を求めて歩き回ったり，ライバルと戦ったりすることなく，傷が癒えるまで，じっと動かないでいる。こうすることが自然界では生存の確率を上げるのだろうと考えられる。

(2)第二の仮説は，うつはソーシャル・リスクを避ける上で有用であるというものである。たとえば，ボスの地位をめぐって２頭の雄猿が激しく戦い合う場合を考えてみる。戦いに勝った力の強い相手に対して，負けた方がそれを認めず戦い続けるならば，強い相手から殺されるか群れから放逐されることになるだろう。群れから放逐されたサルは生きてはいけない。そのようなソーシャル・リスクのあるときに，負けた猿は，悲しみ，うつになることで戦いをやめる。しかもうつは敗者による勝者への服従のシグナルともなり，群れの中にとどまれるチャンスが増える。人も集団を作って生きる動物である。氷河期に群れを離れて生存できる可能性は低かったであろう。

　ソーシャル・リスクに関して，人で興味深いことが報告されている。うつの時には集団帰属性が高まるのである。日本とオーストラリアで，うつ病の患者を対象に，彼らの考え方，思考の特徴を調べた Radford MH と Nakane Y ら（1991）の研究[11)]によれば，集団主義の日本でも，個人主義のオーストラリアでも，うつ病になると人は，自己主張や自己判断を押さえ，集団への帰属心が高まることが示されている。つまり，母子分離に伴ううつが，子ども

と親との愛着を強めるように，長じては，うつは集団を相手として，ソーシャル・リスクを避けるために自分の行動や主張を制止し，集団に身を任せ支援を求めようとする認知へと変えるのではなかろうか。この無意識に起こる認知の変化は，集団を離れては生きていけないわれわれが，進化の途上で獲得した生物学的な適応戦略なのかもしれない。

　言い方を変えれば，うつは，もはや適応を失った思考や行動を変え，新たな適応的なこころの状態に至れるようになるまで，つまり認知の修正を誘導し，修正を終えるまでの時間を用意するとは考えられないだろうか。例を挙げると，失恋した男子はうつになることで求愛行動を停止し，失恋を受容し，対象から離れていくことができる。うつの時期には知人らのアドバイスや書物・映画からのメッセージがより深くこころに届くが，これは自ら認知療法を行っているとも言える。嫌われたにもかかわらずうつにならなければ，求愛行動を続けることになるだろう。やがて社会的規範から逸脱し（今日ならストーカーと呼ばれ），集団から排除されるリスクを負うかもしれない。うつのないこころの状態では，不適応な認知の修正が行われにくいからである。

2.　うつは姿を変えた援助希求である

　うつの進化・発達的視点は，悲しみ，悲哀反応，うつが，さらにはうつが遷延化し重症化してうつ病の域に達している場合であっても，援助希求のシグナルという側面をもっていることの重要性に気づかせてくれる。そして，悲しみにとって代わるうつは，新たな対象，目標，生きがいを見いだすという認知・感情の修正を行い，新たな行動へと移れるようになるまで，傷ついた自己を守るためにエネルギーを保存しようとしていると理解することができる。このときに患者が必要としているものは，対象喪失すなわち喪の作業なのかもしれない。喪の作業の進まないところで，無理やりに抑うつ症状だけを取り除こうとする治療は，喪の作業を撹乱させ，回復を遅らせることもあるのではなかろうか。これはちょうど，切り傷のかさぶたを無理やりはがそうとする行為に似ている。患者に守られた環境を用意し，対象喪失からの

回復,認知の修正が進むように支援することが求められているのであり,そのために何が必要か,生物(身体)・心理・社会の次元にわたる介入を考えることが求められる。

うつが遷延・重症化し,うつ病の診断基準を満たすならば,回復を阻害し悪化させている要因を探り出し,それへの介入によって喪の作業が進むように援助する必要がある。遷延・重症化を招く要因には,たとえば愛着障害,虐待,いじめなどの既往,発達障害やパーソナリティ(自己愛性格,執着性格など),トラウマ,家庭や職場環境,併存疾患,物質使用など,心理的要因から身体的要因にわたる。

このことは,生物学的要因が多くをしめるうつの場合にも例外ではない。生物医学的要因は遺伝子のレベルからタンパク質,細胞,回路の水準で起こることが考えられ,具体的には遺伝素因(内因),脳器質疾患(外傷,変性疾患,身体疾患など),薬物副作用(ステロイドやインターフェロンなど),物質使用(アルコールなど)であったりする。また誘因のあるなしにかかわらずうつ,うつ病になったという経験自体が患者にもたらす自尊心や自己効力感の傷や個人的,社会的損失への配慮は欠かせない。

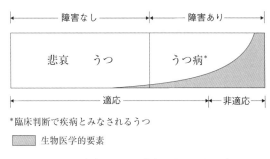

図8-1 適応から見た悲哀,うつ,うつ病

最後に付け加えると,正常のうつと病的なうつは操作的には,その症状の重症度と期間,そして生活機能の障害を生んでいるかどうかで鑑別される。そしてうつが生活機能の障害を伴う場合には,症状の重症度と持続期間でさらに分類され,うつ病(DSM-5),気分変調症,抑うつ障害(特定不能),適

応障害，抑うつ不安混合症（ICD-11）などと分類される。一方，進化心理学的な理解の上に"適応"を判断の切り口とすると，操作的に規定されるうつ病の中にも適応的な意味が隠されている可能性が浮かび上がってくる。

3. 現代におけるうつの意味

かつて人類にとって適応的だったと思われる形質が，現代の社会では有害に作用することがある。その一つの例が，Neel JV が 1962 年に提唱した倹約遺伝子仮説である[10]。かつて私たちは氷河期を飢餓と背中合わせで生き延びるために，当時の環境に適した代謝能力を獲得した。つまり，少ない食物を効果的に体内に蓄えることができる遺伝子をもっている。彼はこれらの遺伝子を倹約遺伝子と名づけた。しかし今日のように好きに食事が食べられるような社会では，かつて遺伝的適応度が高かったはずの遺伝子が原因となって，肥満，糖尿病を招いてしまうと考えられる。

更新世，人類は 150 人程度とも言われる小さな部族を作り生き延びてきた。援助行動は一見すると個の生存には不利なようであっても，集団の生存には有利であったに違いない。うつという感情もこの原始部族社会では一定の遺伝的適応度をもっていたのかも知れない。

昨今のように「うつ病」と診断される患者数の増加を見るにつけ，倹約遺伝子と同様のことが，うつと社会との間に起きているように思われてならない。集団の規模が大きくふくらみ，人間関係が希薄となり援助行動を発動することに不慣れとなった社会では，人はうつという相手からの援助希求シグナルに反応しにくくなっているのかもしれない。そしてうつは遷延・重症化し，生活上の障害を伴う疾病（医学の対象）へと姿を変え，うつを抱えた者は患者としてわれわれのもとを訪れているように思えてならない。

おわりに

　本稿では，うつの進化心理学を概観し，愛着を強固にしているのが，悲しみとそれに続くうつであることを述べた。むろん自然選択は進化的進歩を，ましてや完全をもたらすことはない。うつは本来的に不適応な行動であり，たまたまそれが淘汰されてこなかっただけだと考えることもできる。しかしそう言い切るには納得のいかないことが多すぎる。

　愛着が剥奪されるとき，悲しみやうつというこころの痛みが開放される。愛着は，人の進化と発達の中で，高次元の愛へと変貌した。愛が強ければ強いほど，その喪失は圧倒されるようなこころの痛みを生む。このメカニズムには自然史の必然が隠されているような気がする。

　身体の痛みは不調や受傷を教え，むやみに動くよりも，じっと立ち止まることを指令する。同様に，こころの痛みである悲しみやうつは，社会的に脆弱な窮境に置かれたときに，むやみな行動を抑え，動かないでいることを命じているのかも知れない。この間に，他者の理解と援助を得て，喪失の痛みが癒え，認知の転換が生まれ，新たな適応的な社会行動を探し出せるならば，そのときにうつはその役目を終える。

　適応としてうつを捉えようとする試みは，相手の置かれた心理的状況をより深く理解すること，そして相手が真に必要としている支援が何であるのかをよりよく考えることの重要性を強調することであり，悲しみ，うつ，臨床的なうつ（うつ病）という分類を越えたところで，うつの意味を捉えようとすることに他ならない。

参考文献

1) Allen NB, Badcock PB：Darwinian models of depression：A review of evolutionary accounts of mood and mood disorders. Progress in Neuro-psychopharmacology & Biol Psychiatry 30：815-826, 2006.

2) Badcock PB, Davey CG, Whittle S, et al.：The depressed brain：An evolutionary systems theory. Trends in Cognitive Sciences 21：182-194, 2017.

3) Bowlby J：Attachment. Basic Books, 1969（黒田実郎ほか訳：愛着行動母子関係の理

論 I，岩崎学術出版，1976)．

4）Darwin CR：The expression of the emotions in man and animals. John Murray, 1872.

5）Durisko Z, Mulsant BH, Andrews PW：An adaptationist perspective on the etiology of depression. J Affective Disorders 172：315-323, 2014.

6）Gałecki P, Talarowska M：The evolutionary theory of depression. Medical Science 23：2267-2274, 2017.

7）Hagen EH：Evolutionary theories of depression：A critical review. Can J Psychiatry 56：716-726, 2011.

8）Hayek FA. von：The sensory order. The University of Chicago Press, 1952（穐山貞登訳：感覚秩序．西山千明他編，ハイエク全集　第 I 期-第 4 巻，春秋社，1989)．

9）神庭重信：うつ病の論理と臨床．弘文堂，2014.

10）Neel JV：Diabetes mellitus：a "thrifty" genotype rendered detrimental by "progress"? Am J Hum Genet 14：353-362, 1962.

11）Radford MH, Nakane Y, Ohta Y, et al.：Decision making in clinically depressed patients. A transcultural social psychological study. J Nerv Ment Dis 179（12)：711-719, 1991.

12）Spitz RA：Anaclitic depression：An inquiry into the genesis of psychiatric conditions in early childhood. Psychoanal Study Child 2：313-342, 1946.

13）Tinbergen N：On aims and methods of ethology. Zeitschrift fur Tierpsychologie 20：410-433, 1963.

「うつ病」の時代を走り抜けて
——あとがきにかえて

　世界保健機関（WHO）が疾病負荷を総合的に表す障害調整生命年（disability-adjusted life years：DALY, 1990）を採用したとき，精神神経疾患の見え方が一変した。DALY は従来の指標 Years of Life Lost に Years Lived with Disability を加えた指標である。日本では精神神経疾患の DALY が悪性腫瘍を上回りトップに位置した（2004）。その中ではうつ病が群を抜いて高く，続くのが認知症であった。多くの精神科医はこのデータを驚きと戸惑いをもって目にしたことであろう。精神科医療には低い医療費しか配分されず，精神疾患は偏見と誤解に晒されることが多く，精神医学は本来付与されるべき尊敬を勝ち得ていないからだ。医療関係者は自分たちが社会にとって最も重要な疾患の専門家だという意識をもったことなど無かったからだ。

　やがてこのデータが捉えた事実は，以下に書き連ねるように，社会の諸相で問題となって溢れだした。

労災で浮上したうつ病

　電通の社員が長時間労働によりうつ病を発症し自殺した，いわゆる電通事件が起きたのはバブル崩壊の頃の 1991 年，遺族の勝訴で結審したのが 2000 年である。電通事件を契機として，労災による精神障害が認定されるようになり，2015 年には精神障害による労災請求数が 1500 件を越えた。深刻な不況の中で職場の心理的負荷が高まり休職者が増加し，職域でのメンタルヘルスへの関心は年々増加した。たとえば厚生労働省は，職場復帰を促進する事業者向けマニュアルを作成し周知をはかり（2004），公的・私的な職場復職支援（リワーク支援）活動が各地で活発になった。さらに 2015 年には，ストレスチェック制度が導入される。この流れの中で主な対象としてうつ病が位置づけられていたことはいうまでもない。

「うつ病」の時代を走り抜けて──あとがきにかえて

SSRI/SNRI の時代

　時を同じくして，精神医療の世界にも新薬ラッシュが巻き起こった。化学技術の画期的なイノベーションにより薬物の構造を変化させ，狙った受容体に選択的作用を持たせた向精神薬が短期間で開発できるようになった。そしてSSRIと名付けられたフルオキセチン（プロザック）が発売されたのが1988年，プロザックは爆発的な売り上げを誇った。プロザックを飲めば元気になってばりばりと仕事ができるというような使われ方（コスメティック・サイコファーマコロジー）もされ，真偽のほどはともかく，二枚貝に与えると繁殖力が10倍になったという研究がイグノーベル賞を受賞（1998）して話題となった。その使用量の膨大であったことは，下水に含まれるフルオキセチンが環境に有害作用をもつとする報告（2010）を挙げておけば十分であろう（これもまた真偽のほどは不確か）。1剤で年商10億ドル（約1000億円）を越える新薬は，ブロックバスター（もとは第二次大戦でイギリス軍が使用した大型爆弾の異名）と呼ばれるが，1990年以降ブロックバスターが急増し，向精神薬の市場はかつてない活況を呈した。

　この時代を象徴する出来事の一つが木の実ナナの新聞広告であろう。彼女は「私は，バリバリの『鬱』です」と，大きな自身の写真入りでうつ病を患ったことを明かした（2000）。以来，有名人によるうつ病のカミングアウトが相次ぐ。笠原嘉が，名著「軽症うつ病」と題して，うつ病を一般向けに紹介したのが1996年であるが，当時まだ「うつ病」と言えば「精神病」という理解が一般的だった。そこへ「誰もがなりうる病気であって，治療を受けることで良くなる」という情報が大量に届けられ，やがて精神科受診への抵抗感が薄れたこともあり，うつ病を含む気分障害の受診者は，1999年の44万人から2008年には104万人へと急増している。

　しかし，その啓発活動には，市場を広げようとする意図（病気喧伝 disease mongering）のあることにいち早く気づいたのはカンザス生まれのサイエンスライター Payer L であった（1993）。その当時は大半の医師たちはこの新たな動きを感じ取ってはいなかった。それどころか，米国では，精神薬理の権威者たちが，製薬企業から莫大な報酬を受け取っていたことが明るみに出

191

て，医療者と企業との利益相反の意識が高まり，「医療におけるサンシャイン法」がオバマ大統領の時代に医療制度改革の一つとして制定された（2010）。日本でもこれを受けて，2015年に「透明性ガイドライン」が制定されている。

　また，三環系抗うつ薬に比べて鎮静作用の弱いSSRI/SNRIの服用により，自殺，自殺念慮あるいは衝動性が増加する可能性が（特に小児，若年成人で）指摘され，世界中で議論が巻き起こったことも記憶に新しい。フルオキセチンによる自殺念慮の増悪を報告した最初のケース（1992）からすでに10年が経っていたが，各国の規制当局（英国2003，米国2004，欧州2005，日本2006）は警告を発した。日本国内では，2007年から2009年にかけて，SSRI/SNRIによる自傷他害の事例がマスメディアで大きく取りあげられた。日本うつ病学会は，改めて注意すべき副作用として，自殺関連行動の増加，アクチベーション，中止後症状を取りあげ，「抗うつ薬の適正使用に関する委員会」を立ち上げ，SSRI/SNRIを中心とした抗うつ薬の適正使用に関する提言を報告する（2009）。この時代の顛末記は抗うつ薬の功罪として，著書を始め，論文，学会などで盛んに取りあげられることになった。

エビデンスをどう伝えるか

　SSRI/SNRIの副作用が大きく取り上げられるなか，SSRI/SNRIの開発治験で，プラセボとの差が軽症群では明確でなく，治験に関与した医師達の間では，多くの治験の失敗は軽症の患者が多くエントリーしたせいではないかと推測されていた。この推測は後にKirth Iらのメタ解析（2008）で確認されている。英国のNational Institute for Health and Clinical Excellence（NICE）ガイドライン（2004）が，認知療法および対人関係療法は抗うつ薬と同程度に有効であるとして認知療法を推奨した。これに対してNICEの推奨は明確なエビデンスを欠いているという批判が巻き起こったが，世間の心理は嫌薬物療法に傾いており，各国の治療ガイドラインは，生物学的精神医学の総本山である世界生物学的精神医学会（WFSBP, 2007）のものさえも含めて，軽症例への第一推奨として心理療法を位置づけだした。

　1999年に設立されたNICEでは，ガイドライン作成時より患者・一般市民（受益者）が参加していることが特徴である。一方で，米国精神医学会APA

の推奨（2010）は精神薬理学者が中心となって作成されており，「精神療法に加え，患者が希望するならば抗うつ薬療法を行う」としているが，「患者の希望」を重視する姿勢には，当時医療の姿が informed consent から informed choice そして shared decision-making model へと変わりだしていたことが現れている。すなわち，エビデンスをどう作るかという問題に加えて，エビデンスをどう使うか，どう伝えるかという局面での課題が徐々に明らかになったのである。

　軽症大うつ病への抗うつ薬の使用の是非が不透明となり，嫌薬物療法の流れのなか，日本では，研究会から学会（2001）へと発展した認知療法への期待がふくらんだ。さらに行動活性化療法，マインドフルネスなど精神療法は広がりを見せた。

自殺対策のターゲットとなったうつ病

　SSRI/SNRI の時代が始まろうとしていたとき，日本は自殺者数が年間 3 万人を超えるという事態（1998）を迎えた。2006 年に「自殺対策基本法」が成立，翌年に「自殺総合対策大綱」が閣議決定され，5 年おきの見直しを経て今に至っている。自殺対策手段の立案に際しては，WHO の「自殺予防のためのガイドライン」（1996）が参考にされた。このガイドラインでは，自殺を予防するには精神疾患対策が重要であるという理解のもと，うつ病の啓発活動と予防・早期介入対策を含む複合的予防対策が全国で展開され，不況回復の波にも押されるようにして，15 年ぶりに 3 万人を下回った。しかしながら，自殺の原因でうつ病が占める割合が高いのは，今もその当時も変わらない。

　追記すると，自殺予防対策に役立てるために，大規模共同研究「自殺対策のための戦略研究」が総額 5 億円の規模で全国展開され精神科医の手により完遂され，大きな成果を残せたことは，精神医学の研究史に記されてしかるべきだと思う。

精神医療・医学の政策を変えたうつ病

　厚生労働省は，がん，脳卒中，急性心筋梗塞，糖尿病の 4 大疾病に，新た

に精神疾患を加えて「5大疾病」とする方針を決めた（2011）。職場でのうつ病や高齢化に伴う認知症の患者数が年々増加し，2011年は320万人で，次に多い糖尿病（237万人），がん（152万人）を大きく上回り，国民に広く関わる疾患として重点的な対策が必要であると判断したという。これにより地域医療計画を自治体ごとに立てていくことが義務づけられた。かかりつけ医と精神科医との連携，精神科医と産業医との連携が進められており，5大疾病に精神疾患が含められたことの影響は大きいと言える。

2013年に閣議決定された「日本再興戦略」および関係閣僚申合せによる「健康・医療戦略」に基づき，「脳とこころの健康大国実現プロジェクト」が立ち上がり，各省庁は日本医療研究開発機構（AMED）とともに精神・神経疾患を重点疾患と位置づけ，対策および研究を推進した。「脳とこころの健康大国実現プロジェクト」では，「脳の構造・機能の解明等の研究開発」と「認知症やうつ病などの発症メカニズムの解明，診断法，適切な治療法の確立」を目指すと謳い，認知症と並んでうつ病は重要な研究対象として浮上した。

うつ病は心因論で語られた

労災に話しを戻すと，労災で認定されるうつ病とは，業務上の心理的負荷による場合に限定されたうつ病であり，個体側要因（脆弱性）のないことを前提としている。したがって心理的負荷の基準に合致せずにうつ病になった場合は労災認定から外れることになる。この認定基準は，労災を限定する上で必要であったことには異論は無いが，うつ病とは心因や長時間労働によって起きる疾病（うつ病心因論）であるというメッセージを広めることにつながったように思う。加えて，ストレスチェック制度の公布（2015）は「ストレス⇒うつ病」という理解をさらに塗り込め，世間が使う「うつ病」では，わかりにくいストレス脆弱性（内因や病前性格論など）という個体側の要因が深く扱われることがなかった。この事態は，すぐに手を打てるのが心理的負荷の軽減である，というプラクティカルな要請に基づいたものである。

一方，本来は強い心的負荷への反応として位置づけられているはずの適応障害（DSM）は，「職場に適応できない」者たちという個体側の問題として見られがちであり，適応障害＝不適応者という理解が広がった。新型うつ病，

現代型うつの流布にも後押しされ、「本当のうつ病は、週末のデートには行け
ない、病気休暇中にお見合いをして結婚式を挙げられるわけがない」と安直
に判断され（ここでは DSM の 2 週間以上毎日という定義が用いられる）、適
応障害には悪いイメージが付与された。

　余談ながら、適応障害は、困難な状況に適応しようとして症状が出るので
あり、本来「適応反応症」と訳すべきだったのかも知れないと考えている。
心的負荷からうまく逃げることができれば、適応障害にはならない。残念な
ことに、国内外を問わず適応障害の研究はほとんど行われておらず、どう扱っ
たら良いのかわからない分類名として残されている。

結語

　内海健氏は本書まえがきで、精神疾患の理論負荷性、つまり精神症状の観
察は理論と無関係ではあり得ないことに言及している。これに触発されて述
べるならば、うつ病の 20 年を考えるときプラグマティズムという言葉が思
い浮かぶ。WHO が DALY の導入で浮かび上がらせたうつ病、労災認定で用
いられるうつ病、自殺対策で掲げられたうつ病、SSRI の時代に広められたう
つ病、地域医療政策や脳科学研究の重点課題とされたうつ病は、それぞれの
目的を果たすための道具として用いられた。原点となった大うつ病（DSM）
も、出自から明らかなように評価者間一致度を高めることを目的として作成
され、本質の追究は二の次にされた。通俗化したプラグマティズムはうつ病
とは何かという本質を求めることを忌避し、遅々として進まないうつ病論を
置き去りにした。道具としての単純化されたうつ病が一定の効果を上げたこ
とは否定できないし、他にどのような道具がありえたのだろうかとも思う。
一方、DSM の「大うつ病」カテゴリーについて Carroll B（1981）が初期に予
想したように、学問としてのうつ病論には大きな進展はないと言っても良い
だろう。

　しかし、診察室でうつの患者と向き合うとき、私たちはどれだけうつのこ
とをわかったのか、とも問わなければならない。うつはありふれた状態であ
りながら実に難解である。うつは重症になると個性を失い、症状に「理念型」
といわれる特異性が生まれてくる。そのような内因性うつ病は、多因子で複

雑系疾患であるとしても，確かにそこには生物医学的な均質性を直感的に捉えることができる。一方，軽症になるにつれ，個性，社会環境，さらには文化が強い修飾を加え顕著な多様性が現れる。この軽症から重症に展開されるうつを前にして，変わることがないのが，理解は生物学的であり，心理学的であり，社会医学的であらざるを得ないということだろう。本書が7年前の上梓に遡る『「うつ」の構造』と変わらない姿勢を貫き異分野の邂逅に主眼を置くのは，うつの事実が不変であるばかりか，「うつ病」は混乱したと言われる今，それをさらに強く求められているからである。

2018年6月

神庭重信

索　引

＊事項，人名を一括して以下の要領で配列した。
(1) 五十音順の後ろにアルファベットを置く。(2) 和文事項，和文人名は五十音順。
(3) 欧文事項，ローマ字始まりの事項，欧文人名はアルファベット順。

■あ

愛着（アタッチメント）……183
アナクリティック・ディプレッ
　ション………………183
アミロイドβ………………118
アミロイドPET………………118
アルツハイマー病…………118
アルツハイマー病による認知症
　………………117
アンフェタミン……………122

■い

医学モデル…………………96
医原性役割の変化…………101
依存…………………………99
遺伝×環境…………………134
遺伝子研究…………………134
遺伝性疾患…………………126
遺伝的適応度………………181
イヌナルコレプシー………125
イミプラミン………………121

■う

ウォルフラム病……………126
うつ病…………114,117,127
うつ病診断バイオマーカー
　………………140,146

■え

エピジェネティクス………135
エピジェネティック・ランド
　マーク………………147

■お

オープンダイアローグ……21

オレキシン（ヒポクレチン）
　………………125

■か

海馬………………123,138
灰白質体積…………………127
家族療法……………………115
可塑性仮説…………………130
カプグラ症候群……………118
空の巣症候群………………36
寛解期………………………116
眼瞼下垂……………………128
感情障害……………………59

■き

器質因・内因………………165
基底（地下）抑うつ……169,170
気分安定薬…………………128
気分障害…………………117,128
気分変調症(持続性抑うつ障害)
　………………98
逆転移………………………99
究極要因（進化的な要因）
　………………181
強制水泳試験………………122
緊張病………………………131

■く

グルココルチコイド仮説……133
グループIPT………………108
クレアチンリン酸…………128
クロマチン構造……………137
クロミプラミン……………121

■け

軽症うつ…………7,8,14,17,19

ケタミン……………………120
血液バイオマーカー………119
ゲノム………………………123
ゲノム研究…………………126
ゲノムワイド関連研究
　（GWAS）………125,134,146
幻想…………24,33,35,36,42,50
倹約遺伝子仮説……………187

■こ

抗コリン性…………………121
抗精神病薬…………………121
こころの風邪………………60
心の病………………………121
コピー数変動（CNV）……126
コミュニケーション分析……100
コミュニケーション偏重主義
　………………13
コミュ力……………………13
混合病相……………………32

■さ

細胞死………………………127
三環系抗うつ薬……………115
産後うつ病…………………101

■し

至近要因（直接的な要因）
　………………181
自己愛……11,14,15,17,18,19
自己承認……………………16
視床下部……………………123
視床下部‐下垂体‐副腎皮質
　（HPA）系………………136
自傷行為……………………15
自傷的自己愛………………15

197

持続性抑うつ障害(気分変調症)
……………………………98
疾患啓発活動………………115
疾病喧伝(disease mongering)
……………………………4
疾病逃避反応…………………51
死の受容……………………183
下田光造………………………30
社会因性抑うつ……172,175
社会の役割……………………95
集合的承認………………17,19
執着気質………………………7
終末期動揺……………………31
重要な他者(significant other
〔s〕)…………………………95
循環病性抑うつ………169,170
症状評価……………………119
昇進うつ病…………………27,36
情動脱力発作………………124
承認……………………………14
承認依存……11,12,17,19
承認の不安………………12,14
承認欲求…………………9,11
小脳…………………………123
初老期うつ病…………………36
心因…………………………165
進化心理学…………………188
進化生物学…………………181
新型うつ………………………4,7
進化的な要因(究極要因)
…………………………181
心気症………………………127
神経疾患……………………121
神経精神薬理学……………121
神経生物学研究……………115
身体性…………………………18
ジントニー(Syntonie)
…………………28,30,31
新薬…………………………121
心理教育……………………115

■ す

スクリーニング……………121
ストレス……………………136

■ せ

精神科診断学………………115

精神疾患…………117,118,121
精神疾患概念………………118
精神疾患における脳病態……119
精神病理学…………………115
精神分析……62,64,65,67,71
精神分析過程…………………68
精神分析的実践…………72,73
摂食障害……………………107
セロトニン・トランスポーター
…………………………121
セロトニン・トランスポーター
(SLC6A4)遺伝子…140,142
前駆症状……………………117
線条体………………………123
前部帯状回…………………127

■ そ

双極スペクトラム……………63
双極性(bipolarity)…………62
双極性障害
…………94,114,116,122,127
双極Ⅱ型………………………62
ソーシャル・サポート……92,106
ソーシャル・リスク…………184
ソマティックマーカー仮説
…………………………127

■ た

大うつ病エピソード…………117
大うつ病性障害(major
depressive disorder)
……………3,59,93,163,169
退行……………………………99
対象喪失………………………42
対人関係カウンセリング(IPC)
…………………………108
対人関係・社会リズム療法
(IPSRT)………………94
対人関係の欠如………………98
対人関係療法(IPT)……92,94
大脳皮質……………………123
対話……………………………21
ダーウィニアン・モデル……184
他者承認………………………16
脱メチル化…………………135
ダリエ病……………………126
樽味伸…………………………48

■ ち

直接的な要因(至近要因)
…………………………181
治療ガイドライン……………115

■ つ

つながり依存…………………12

■ て

ディスチミア親和型……48,49
デキサメサゾン抑制試験……136
デノボ変異…………………126
転移…………………………31,99
てんかん……………………122
転写因子……………………137
伝統精神医学………………155

■ と

土居健郎………………………28
同一化…………………………39
統合失調症
…………6,117,120,122,127
逃避型抑鬱……………………60
島皮質………………………127
動物モデル…………………121,123
ドーパミン D₂受容体………121
トラウマ……………………42,103

■ な

内因性うつ病………62,155,167
中安信夫……………………166
ナルコレプシー……………124
ナルシシズム……24,39,52,70
ナルシシズム神経症……31,35

■ に

二重うつ病(double
depression)……………102
ニューロン群協調発火……159
認知行動療法(CBT)
………………6,61,93,94
認知症………………………117

198

索引

■ ね

ネオテニー……………………182
ネガティブ・フィードバック
　………………………………137

■ の

脳疾患……………………………121
脳の病変…………………………124
脳由来神経栄養因子（BDNF）
　仮説……………………………133
ノックアウトマウス…………125
ノルアドレナリントランスポー
　ター……………………………121

■ は

背景抑うつ……………………169
ハイパー・メリトクラシー…13
パロキセチン…………………121
反応性抑うつ…………………169
反復性うつ病……………………94

■ ひ

悲哀………………………………96
ヒストン・アセチル化………135
ヒストン修飾…………………145
引っ越しうつ病…………………36
非定型うつ病…………………103
ヒポクレチン（オレキシン）
　………………………………125
病因論………………………………4
表出感情………………………115
病前性格……………………………7
病理学…………………………120

■ ふ

副腎皮質ホルモン……………136
プライマリケア………………107
プラセボ………………………122
フルオキセチン………………121
ブレインバンク………………130

■ へ

辺縁系…………………………123

辺縁系脳炎……………………131
変性仮説（気分安定神経系）
　………………………………130

■ ほ

傍腫瘍症候群…………………131
本質……………………………118

■ ま

慢性進行性外眼筋麻痺（CPEO）
　………………………………128
ミトコンドリア DNA
　（mtDNA）……………………128
ミトコンドリア病……………126

■ む

無意識……………………………67
群れ社会内反応性気分調節回路
　………………………………171
群れ社会内反応性抑うつ回路
　………………………………174

■ め

メチル化………………………141
メチル化プロフィール………146
メランコリー……31,35,39,69
メランコリー親和型
　……7,27,35,41,45,183

■ も

妄想－分裂ポジション
　（paranoid-schizoid position）
　…………………………70,88
『喪とメランコリー』…………69
モノアミン……………………122
モノアミン仮説………………133
喪の作業（mourning work）
　……………………96,105,185
問題解決療法……………………94

■ よ

幼少期ストレス………………137
抑鬱ポジション（depressive

position）…………………70,88
欲求段階説…………………………9

■ ら

ラポール…………………………31

■ り

リチウム……115,121,122,127
リチウムの神経保護作用…127
理念型（理想型）Idealtypus
　………………………………157
リワークプログラム……………62
臨床試験………………………121

■ る

ルーピング効果…………………4

■ れ

レビー小体型認知症…………117

■ A

activator protein-1（AP-1）
　………………………………137

■ B

BDNF…………………133,138
BDNF 遺伝子メチル化……138
BDNF 仮説……………………133
bipolarity（双極性）…………62
Bleuler E………………………28
Bowlby J………………………182

■ C

CBT（認知行動療法）
　………………………6,61,93,94
CNV（コピー数変動）……126
CPEO（慢性進行性外眼筋麻痺）
　………………………………128
CpG アイランド……………140
CREB …………………………137

199

D

depressive position（抑鬱ポジション）······ 70,88
disease mongering（疾病喧伝）
······ 4
DNA メチル化
······ 135,138,144,145,147
double depression（二重うつ病）
······ 102
DSM ······ 118,155
DSM-Ⅲ ······ 59
DSM-Ⅳ ······ 117
DSM-5 ······ 117

F

Freud S ······ 29,39,66,69

G

Gelineau J-B-E ······ 124
GR 遺伝子 ······ 138
GWAS（ゲノムワイド関連研究）······ 125,134,146

H

H1N1 型インフルエンザ流行
······ 125
Hayek FA. von ······ 180
HLA ······ 125
HPA（視床下部 – 下垂体 – 副腎皮質）系 ······ 136

I

Idealtypus（理念型／理想型）
······ 157
IPC（対人関係カウンセリング）
······ 108
IPSRT（対人関係・社会リズム

療法）······ 94
IPT（対人関係療法）······ 92,94
IPT-A ······ 101
IPT-CM ······ 108

J

Jaspers K ······ 158

K

Klerman GL ······ 93,107
Kohut H ······ 18,21
Kraepelin E ······ 58,67
Kretschmer E ······ 28
Kübler-Ross E ······ 183

L

Lacan J ······ 16
Levin M ······ 124

M

major depressive disorder（大うつ病性障害）
······ 3,59,93,163,169
Maslow A ······ 9
mourning work（喪の作業）
······ 96,105,185
Moyer HN ······ 124
mtDNA（ミトコンドリア DNA）······ 128
mtDNA 合成酵素（Polg）······ 129

N

Neel JV ······ 187

P

paranoid-schizoid position（妄

想 – 分裂ポジション）
······ 70,88
pathway 解析 ······ 146
PTSD ······ 127

S

Schneider K ······ 158
Schulte W ······ 29
significant other〔s〕（重要な他者）······ 95
SLC6A4（セロトニン・トランスポーター）遺伝子
······ 140,142
SNP ······ 134
Spitz RA ······ 183
SSRI ······ 6,61
Stolorow RD ······ 18
Syntonie（ジントニー）
······ 28,30,31

T

TADS ······ 64
Tellenbach H ······ 27
TNFα 阻害薬 ······ 125
T 細胞受容体遺伝子 ······ 125

V

Virchow R ······ 120
Voxel-Based Morphometry
······ 127

W

Waddington CH ······ 135
Weaver IC ······ 138
Weissman MM ······ 93
Wills T ······ 124

【著者紹介】——目次順。編者は別掲

斎藤 環（さいとう・たまき）
1961 年生れ
筑波大学医学医療系社会精神保健学教授
専攻　思春期・青年期の精神病理学，病跡学，精神療法

藤山直樹（ふじやま・なおき）
1953 年生れ
上智大学総合人間科学部教授，精神分析個人開業
専攻　精神分析

水島広子（みずしま・ひろこ）
1968 年生れ
水島広子こころの健康クリニック院長
専攻　対人関係療法，トラウマ関連障害等

加藤忠史（かとう・ただふみ）
1963 年生れ
理化学研究所脳神経科学研究センター精神疾患動態研究チーム
専攻　双極性障害の神経生物学

森信 繁（もりのぶ・しげる）
1957 年生れ
吉備国際大学保健医療福祉学部作業療法学科/大学院心理学研究科・教授
専攻　精神薬理学，エピジェネティクス

豊嶋良一（とよしま・りょういち）
1947 年生れ
埼玉医科大学名誉教授
専攻　神経生理学，進化精神医学

【編者紹介】

内海　健（うつみ・たけし）
1955 年生れ　　1979 年東京大学医学部卒業
現　在　東京藝術大学保健管理センター教授
専　攻　精神病理学
編著書　『「分裂病」の消滅：精神病理学を超えて』（青土社，2003）
　　　　『精神科臨床とは何か』（星和書店，2005）
　　　　『うつ病論の現在』（共編著，星和書店，2005）
　　　　『うつ病の心理：失われた悲しみの場に』（誠信書房，2008）
　　　　『パンセ・スキゾフレニック：統合失調症の精神病理学』（弘文堂，2008）
　　　　『「うつ」の構造』（共編著，弘文堂，2011）
　　　　『さまよえる自己：ポストモダンの精神病理』（筑摩選書，2012）
　　　　『双極Ⅱ型障害という病』（勉誠出版，2013）
　　　　『自閉症スペクトラムの精神病理』（医学書院，2015）
　　　　ほか多数

神庭重信（かんば・しげのぶ）
1954 年生れ　　1980 年慶應義塾大学医学部卒業
現　在　九州大学大学院医学研究院精神病態医学分野教授
専　攻　精神医学，神経科学，精神薬理学
編著書　『こころと体の対話：精神免疫学の世界』（文春新書，1999）
　　　　『気分障害の診療学：初診から治療終了まで』（編著，中山書店，2004）
　　　　『現代うつ病の臨床：その多様な病態と自在な対処法』（共編著，創元社，2009）
　　　　『現代精神医学事典』（共編著，弘文堂，2011）
　　　　『「うつ」の構造』（共編著，弘文堂，2011）
　　　　『うつ病の論理と臨床』（弘文堂，2014）
　　　　『思索と想い：精神医学の小径で』（慶應義塾大学出版会，2014）
　　　　ほか多数

「うつ」の舞台

2018（平成 30）年 7 月 30 日　初版 1 刷発行

編　者　内海　　健
　　　　神庭　重信

発行者　鯉渕　友南

発行所　株式会社 **弘文堂**　　101-0062 東京都千代田区神田駿河台 1 の 7
　　　　　　　　　　　　　　　TEL 03（3294）4801　振替 00120-6-53909
　　　　　　　　　　　　　　　http://www.koubundou.co.jp

装　幀　水木喜美男
印　刷　三報社印刷
製　本　牧製本印刷

© 2018　Takeshi Utsumi, Shigenobu Kanba, et al. Printed in Japan
JCOPY ＜（社）出版者著作権管理機構　委託出版物＞
本書の無断複写は著作権法上での例外を除き禁じられています。複写される場合は，
そのつど事前に，（社）出版者著作権管理機構（電話 03-3513-6969，FAX 03-3513-6979，
e-mail: info@jcopy.or.jp）の許諾を得てください。
また本書を代行業者等の第三者に依頼してスキャンやデジタル化することは，たとえ
個人や家族内での利用であっても一切認められておりません。

ISBN978-4-335-65177-9

好評発売中

『「うつ」の舞台』姉妹篇
「うつ」の構造

神庭重信・内海 健 編

精神現象は，分子，細胞，回路，脳，身体，そして心から社会へと広がる世界である。それぞれの次元は異なる法則で動いている。しかもそれらは同時に進行し，そしてそれぞれに異なる顔を見せる。だから異分野の邂逅にこそ精神医学の骨頂がある。――序文より
精神病理学、精神分析、医療人類学、精神薬理学、神経生物学の専門家が相互討議を重ね、それぞれの見地からうつの姿をあぶり出す、書き下ろし論文集。

2011年12月刊
A5判 上製 232頁 定価（本体**3,200**円＋税）

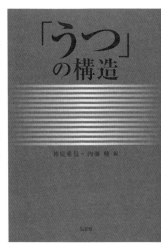

【目次】
Ⅰ．現代社会とうつ病
　第1章　「うつ」の構造変動
　　　　　――超越論的審級の衰弱とメタサイコロジー――　内海　健
　第2章　疲弊の身体と「仕事の科学」
　　　　　――過労うつ病をめぐって――　北中淳子
　第3章　現代のうつ病をどう考え，対応するか
　　　　　――精神分析の立場から――　牛島定信

Ⅱ．疾病概念を問う
　第4章　「ディスチミア親和型」と「現代型うつ病」　松浪克文
　第5章　うつ病と退行期メランコリー　古茶大樹

Ⅲ．神経生物学の展開
　第6章　うつ病の神経生物学の潮流
　　　　　――ポストモノアミン仮説のディメンジョン――　黒木俊秀
　第7章　薬物療法の観点からみたうつ病　渡邊衡一郎
　第8章　文化－脳・高次精神の共同構成とうつ病の形相　神庭重信